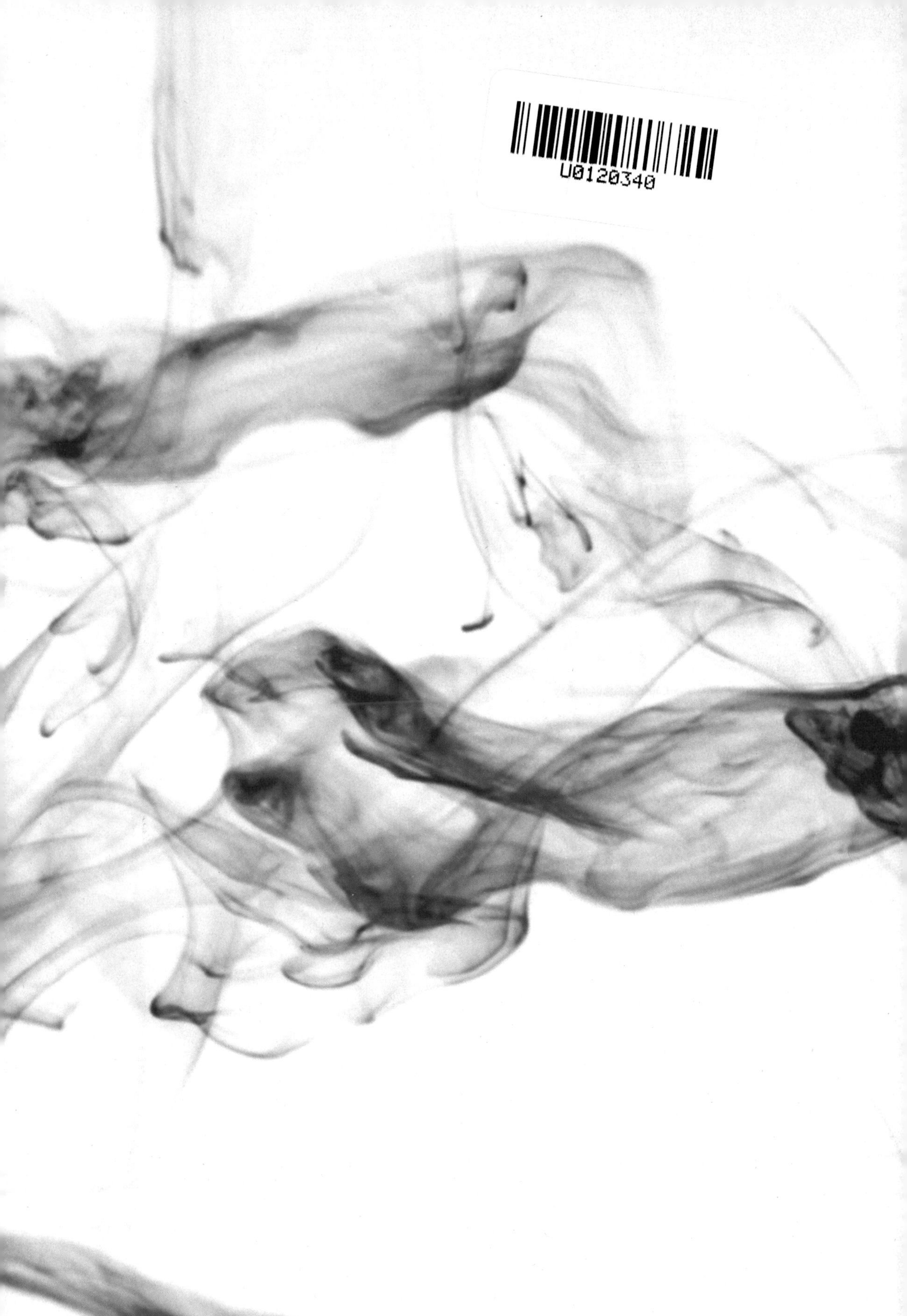

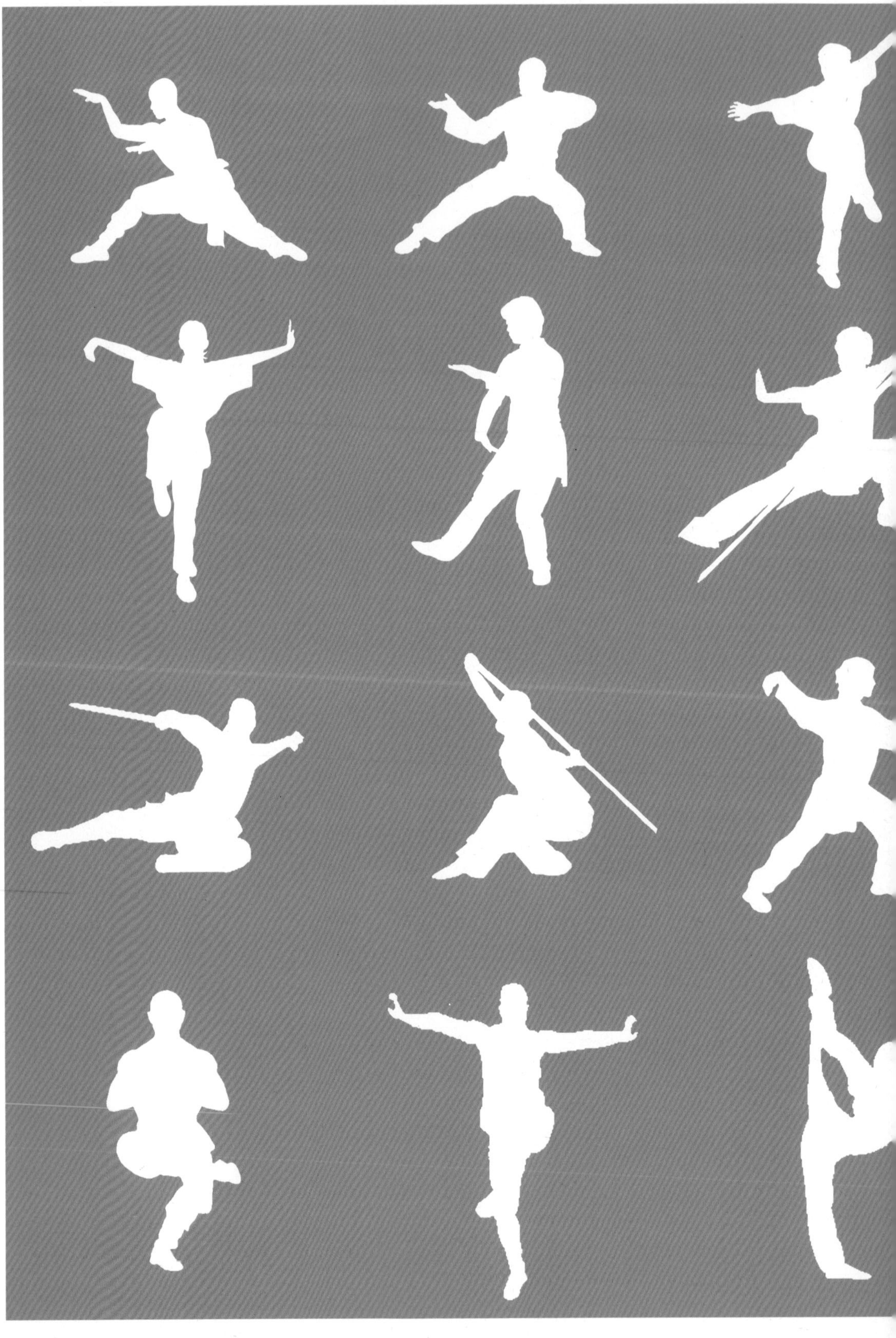

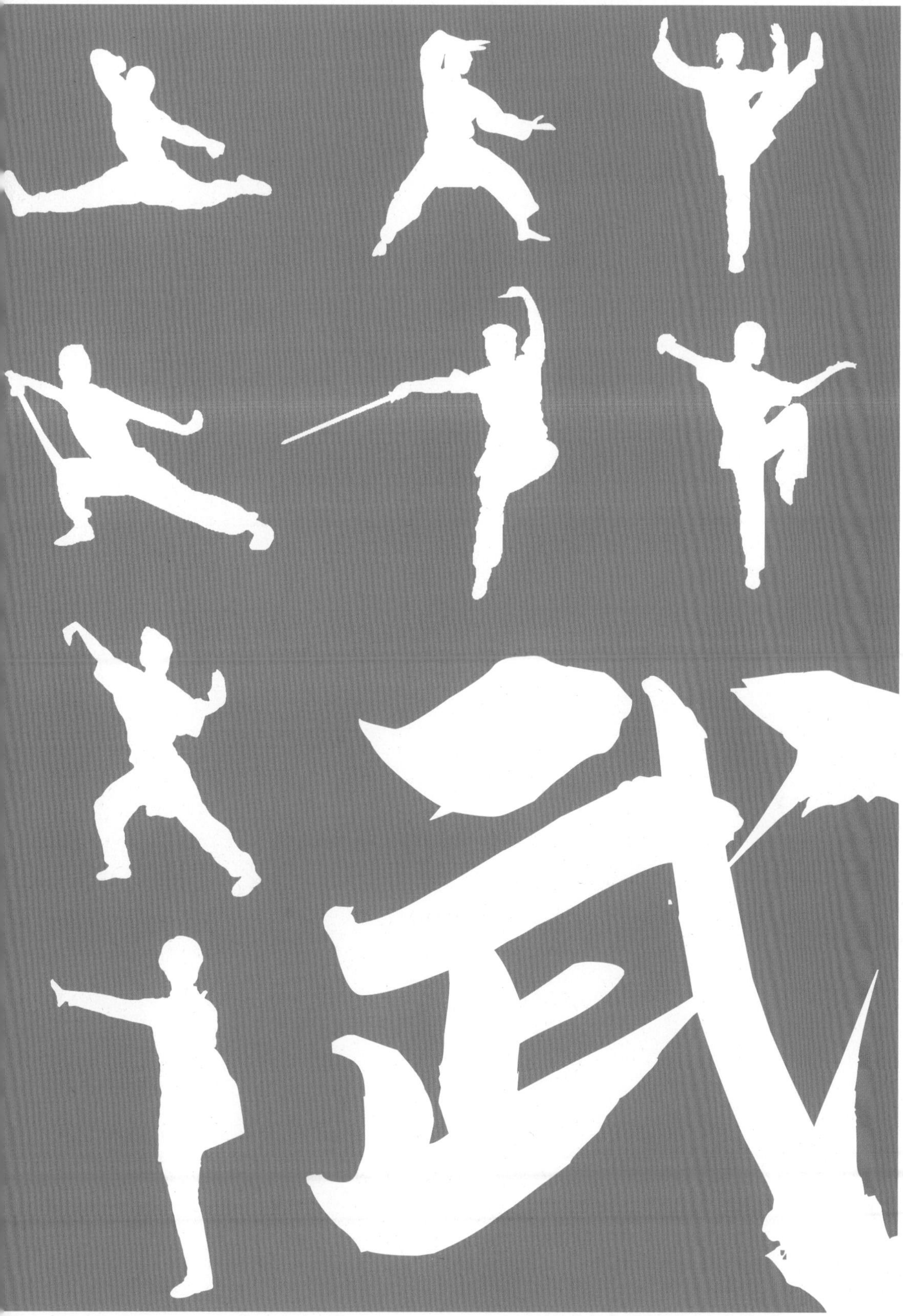
武

国家出版基金项目
NATIONAL PUBLICATION FOUNDATION

司红玉 主编 / 侯 雯 动作示范

武术中国

导引养生十二法

司红玉 张 杨 编著

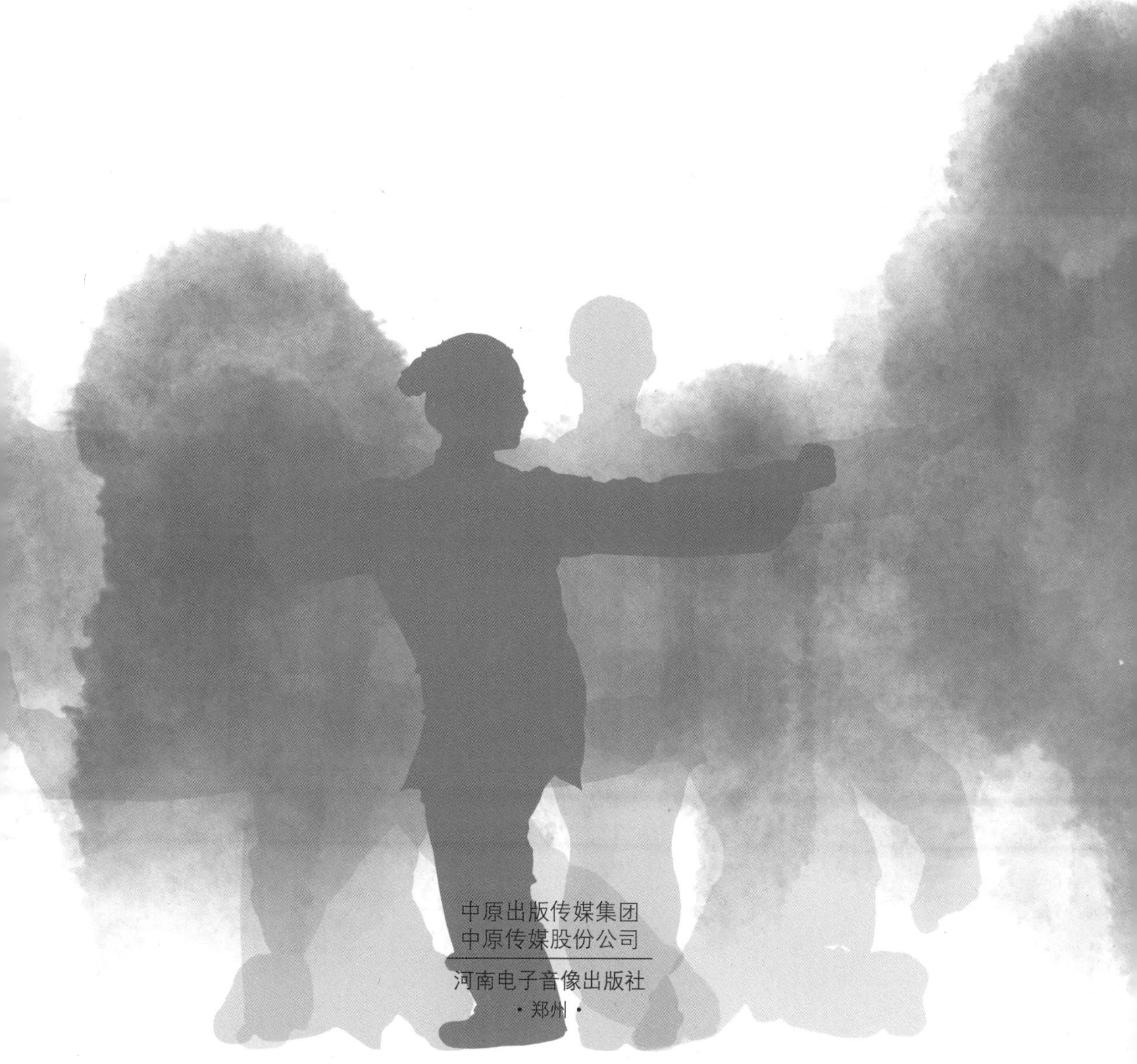

中原出版传媒集团
中原传媒股份公司
河南电子音像出版社
·郑州·

图书在版编目（CIP）数据

导引养生十二法 / 司红玉，张杨编著. — 郑州 ：
河南电子音像出版社，2021.11
（武术中国）
ISBN 978-7-83009-381-5

Ⅰ. ①导… Ⅱ. ①司… ②张… Ⅲ. ①导引—养生（中医） Ⅳ. ①R247.4 ②R212

中国版本图书馆 CIP 数据核字（2021）第 220355 号

导引养生十二法

司红玉　张　杨　编著

“武术中国”养生系列编委会
主　　编：司红玉
编　　委：王春阳　李怀亮　韩向阳　常冬萌　王逸桐　张　婧　杜亚星
　　　　　蔡敬芳　尹宁宁　马凯婷　雷莹莹　张　杨　李清阳子
动作示范：侯　雯

出 版 人：温新豪　　　　选题策划：郭笑丹
责任编辑：郭　斌　　　　责任校对：李晓杰
装帧设计：刘运来工作室　造型设计：赵雨琪
摄　　像：林伟峰　徐瑞勋　视频后期：范丽娜　李沃桐　韩小枝
录　　音：胡　辉　王　珅　美　　工：张　勇　李景云　郭　宾

出版发行：河南电子音像出版社
地　　址：郑州市郑东新区祥盛街 27 号
邮政编码：450016
经　　销：全国新华书店
印　　刷：河南省诚和印制有限公司
开　　本：787 mm×1092 mm　1/16
印　　张：8.5 印张
字　　数：120 千字
版　　次：2021 年 11 月第 1 版
印　　次：2021 年 11 月第 1 次印刷
定　　价：56.00 元

总序

吴彬

中国武术研究院专家委员会委员
国家级武术教练
享受国务院政府特殊津贴专家
中国武术九段
国际武术联合会技术委员会原主任
亚洲武术联合会技术委员会主任
中国武术协会副主席
北京武术院院长

文化是民族的血脉，是人民的精神家园。中华文化独一无二的理念、智慧、气度、神韵，增添了中国人民内心深处的自信和自豪。中华武术是中华传统文化中的重要部分，是弘扬中华文明的重要渠道。说起武术，就不能不提河南，少林和太极，那是享誉全球！

党的十八大以来，以习近平同志为核心的党中央高度重视、关心体育工作，将全民健身上升为“健康中国战略”，推动了全民健身和全民健康深度融合。2017 年 8 月在天津举办的第十三届全运会即将开幕之际，习近平总书记在会见全国体育先进单位和先进个人代表等时强调，加快建设体育强国，就要坚持以人民为中心的思想，把人民作为发展体育事业的主体，把满足人民健身需求、促进人的全面发展作为体育工作的出发点和落脚点，落实全民健身国家战略，不断提高人民健康水平。

河南电子音像出版社出版的这套“武术中国”系列图书自立项以来，就以起点高、形式新等诸多优点，受到广泛关注，并于 2016 年入选“十三五”国家重点图书、音像、电子出版物出版规划，2019 年入选国家出版基金项目。

“武术中国”系列图书底蕴深厚、权威性高，又贴近读者，实操性强。它不仅仅挖掘、整理了我国优秀传统武术文化，而且着力突出武术这一传统文化在健身、提高全民素质上的重要意义，引导读者从健康、健身的视角看待和尝试中国传统武术。这套丛书的作者大多是我国武术界的著名老师，如朱天才、梁以全、曾乃梁等。这套丛书还首创了积木式教学、动作加呼吸的高阶健身方式，以及在传统武术中融入中国古典音乐、书法等元素符号，提高了读者阅读兴趣和出版物品位。所谓积木式教学，就是把教学单元分解为每一个动作对应一个视频，比如陈氏太极拳老架一路有 74 个动作，积木式教学就是把教学分解为 74 个教学单元，读者掌握单个动作后可自主进行套路学习。书中每个教学动作之后附有二维码，读者通过手机扫描二维码可随时在线观看视频。这种方式的教学降低了读者的学习门槛，提升了他们的学习兴趣。

希望这套丛书的出版，能使广大读者深入了解、喜爱我们的民族瑰宝，开启新时代健康精彩的人生！

吴彬

前言

健身气功是中华民族的文化瑰宝，具有悠久的历史和深厚的文化底蕴。在历史上，其作为民族传统体育项目，主要以一种独特的身心锻炼方法，即自身形体活动、呼吸吐纳、心理调节相结合的运动形式，使身心处于和谐状态。“流水不腐，户枢不蠹，动也。形气亦然。形不动则精不流，精不流则气郁。”中国古人非常重视运动养生。运动养生在养生学中占据着重要的地位，因运动形式的不同，会有不同的称谓，比如导引术、吐纳、行气、气功等。2001 年，国家体育总局健身气功管理中心遵循“取其精华，去其糟粕”的创编原则，按照“讲科学，倡主流，抓管理”的工作总体思路，组织体育、医学等方面的相关专家，在挖掘整理优秀传统气功功法的基础上，按照科研课题的方式，先后创编了 11 套健身气功新功法。

2016 年 10 月，中共中央、国务院印发了我国首次于国家层面提出的健康领域中长期战略规划——《“健康中国 2030”规划纲要》（以下简称《纲要》）。《纲要》指出，要发挥全民科学健身在健康促进、慢性病预防和康复等方面的积极作用。新时代群众对美好生活、科学健身愈加追求和需要，对学练健身气功的兴趣与日俱增。健身气功已成为深受广大群众喜爱和推崇的时尚健身运动。

为满足广大健身气功习练者的迫切需求，2019 年 7 月，我们开始启动健身气功图书的编撰工作。这次选取的 9 种新功法，在图书编写内容上与国家体育总局健身气功管理中心主编的内容有所不同。每本书共分三章：第一章是健身气功概述，第二章是具体新功法，第三章是新功法技术。每章内容的编排以方便习练者阅读、学练为宜，不仅适宜于健身气功初学者，而且对有一定基础的学练者也会有显著的增益和提高。

目前，健身气功成为广大群众强身健体、增强体质的一项养生选择。为了更好地继承和发扬优秀传统养生文化，推动健身气功的持续良性发展，我们推出了“武术中国”健身养生系列图书，希冀能为健身气功的推广、普及提供理论支撑和技术保障。由于编撰者的能力及水平有限，书中难免有纰漏与不足之处，敬请各位专家、学者、读者给予斧正。

河南电子音像出版社长期致力于武术文化的宣传和推广，出版了大量精品武术读物，曾出版的百集“中国民间武术经典”系列读物一经推出，深受广大武术界朋友的欢迎和好评，受到多国习练者的推崇，至今享誉海外。此次“武术中国”出版工程，以中国博大精深的武术文化为核心内容，邀请诸多武术名家从少林武术、太极拳以及其他拳种的历史演变、风格特点、文化特点、养生健体功效、传世歌诀、套路概述、拳术套路、器械套路等方面详细阐述，以此普及传统武术套路，抢救挖掘稀有武术拳种。

“武术中国”出版工程于 2016 年入选“十三五”国家重点图书、音像、电子出版物出版规划，2019 年获得国家出版基金资助。这套丛书的出版发行，将有力地促进中国武术文化的发展和繁荣，对传播、推广、弘扬中华民族优秀武术文化，起到巨大的助力作用。

需要指出的是，本书中详注的图片分解动作是针对入门者练习的基本动作，而视频演练者都是精熟于招式动作的武术行家，他们演练动作快速连贯、行云流水，有个别动作在幅度、节奏、速度方面与书中静止的图片分解动作或存在些许出入。初练者在长期反复练习后，也能做到熟能生巧、灵活运用。

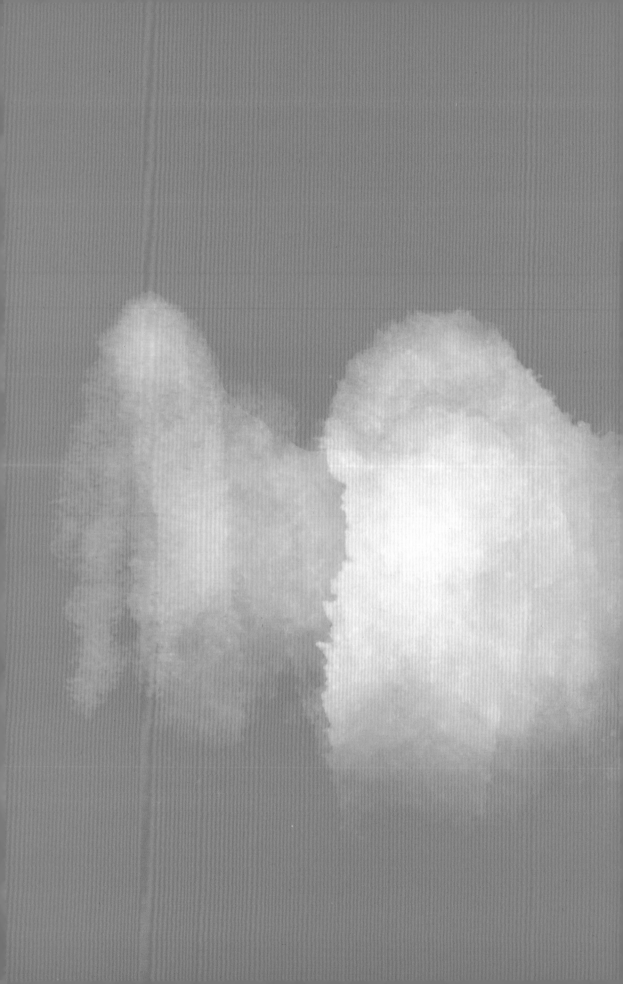

目录

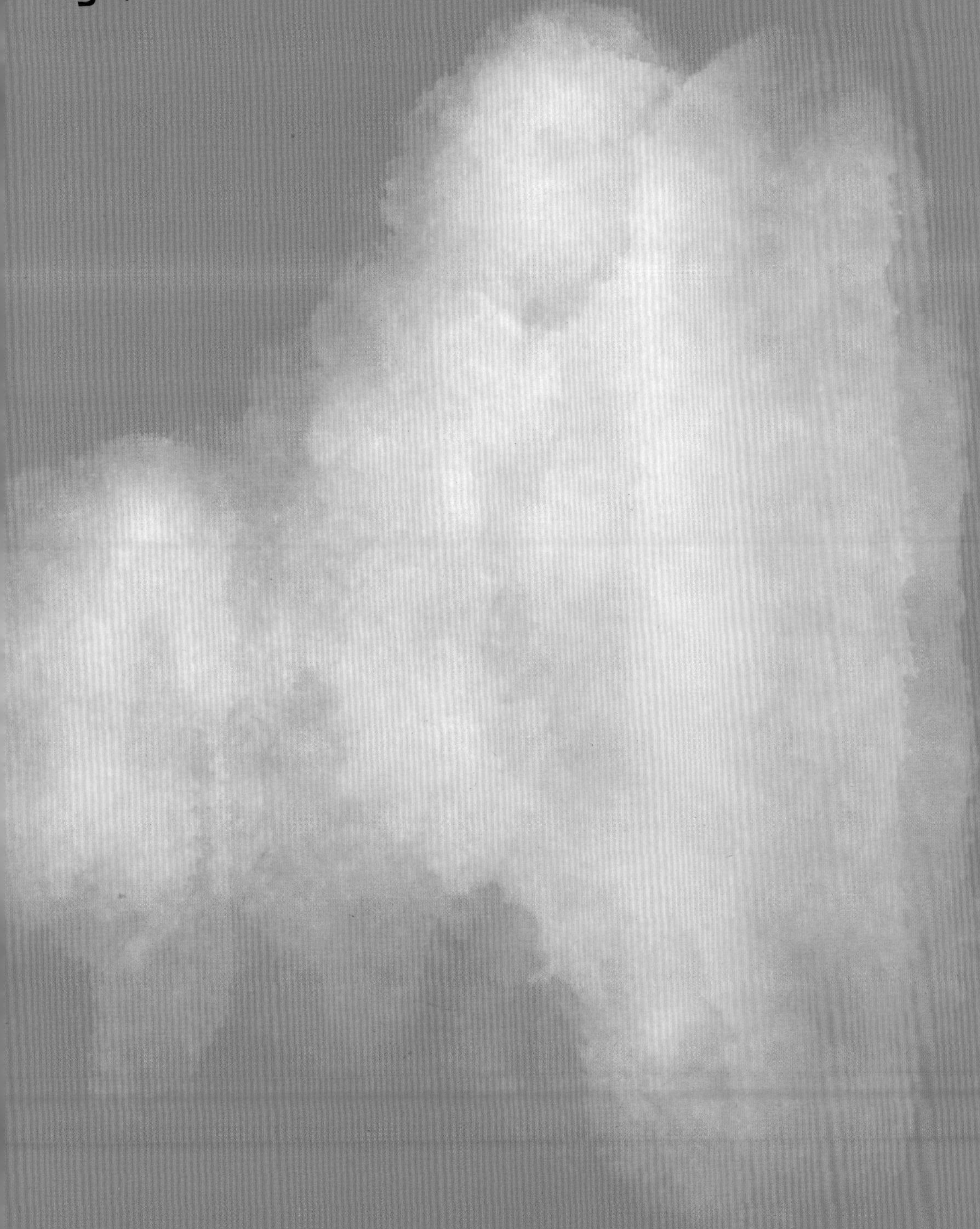

导引养生十二法

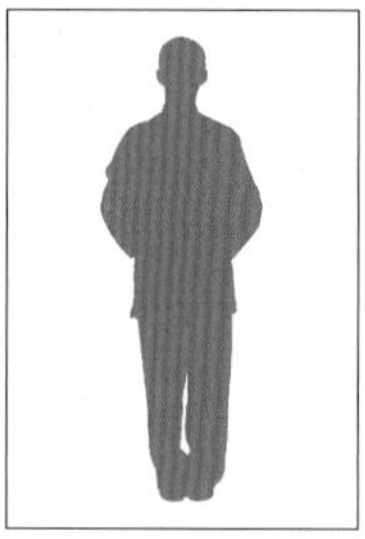
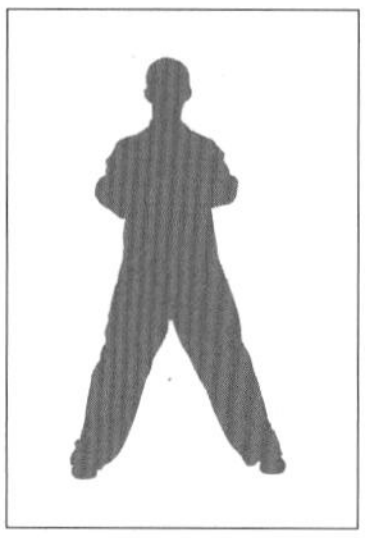
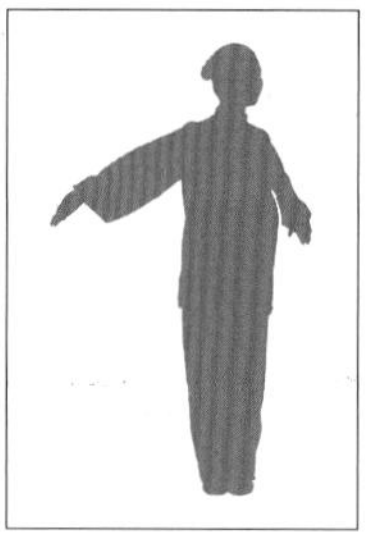
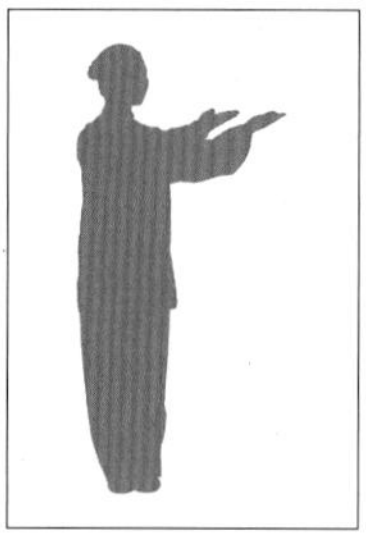
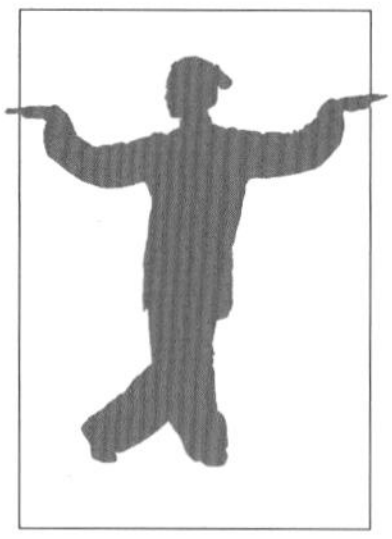
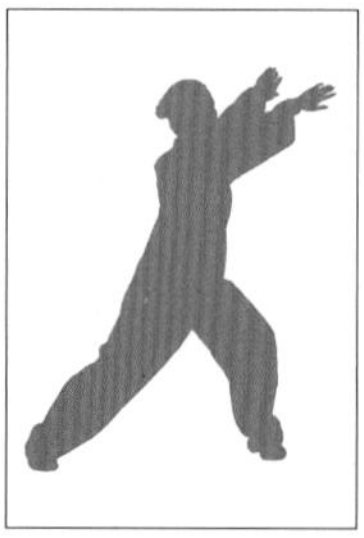

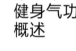

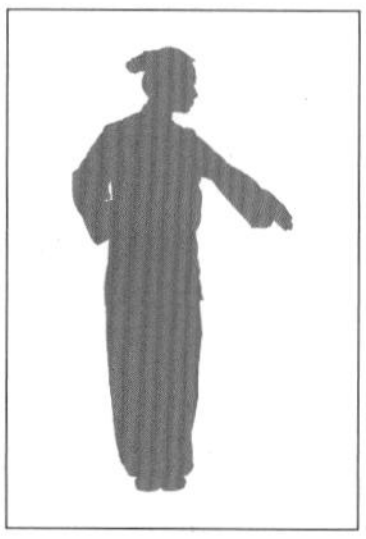
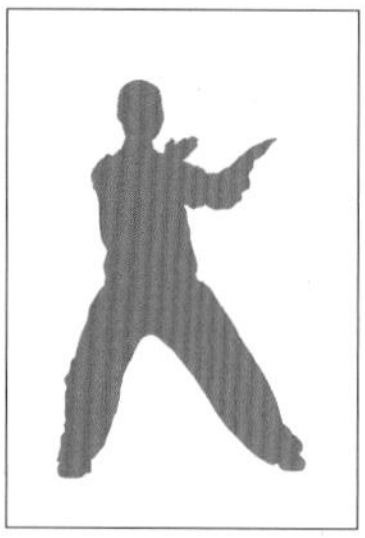
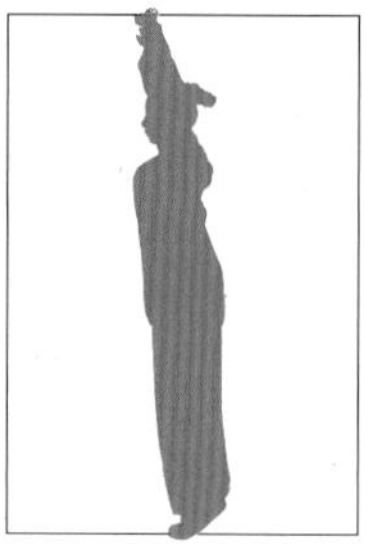
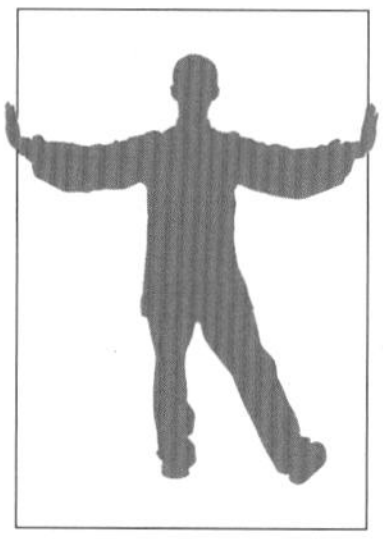
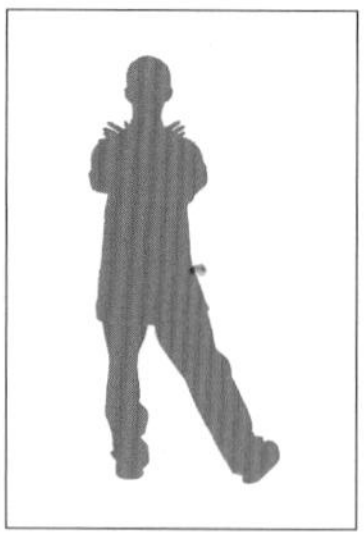
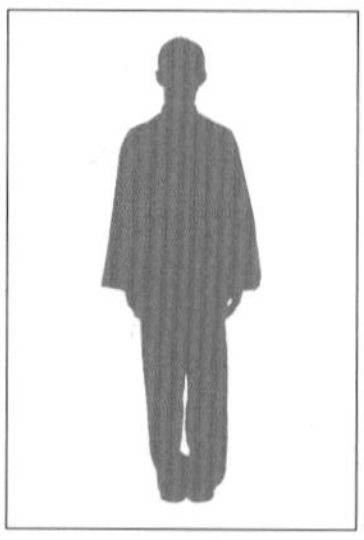

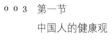

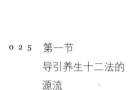

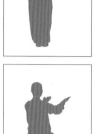

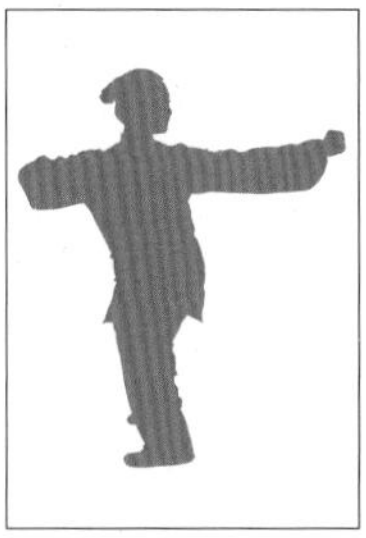
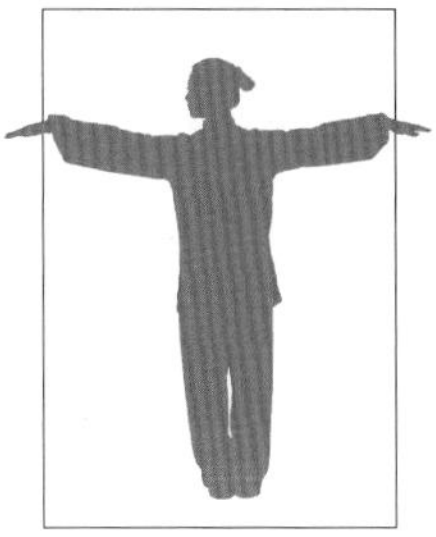
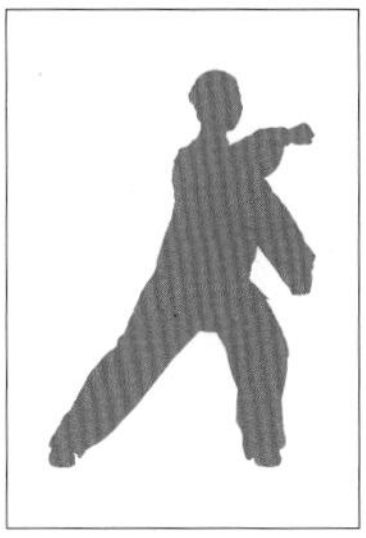
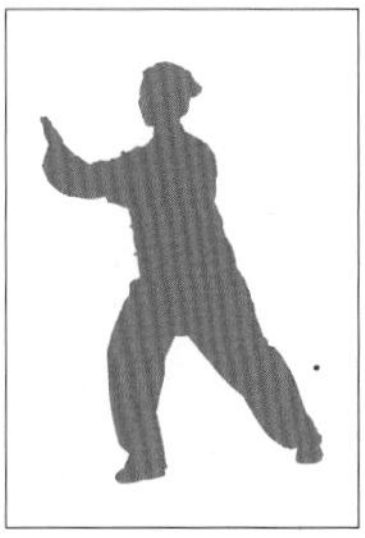
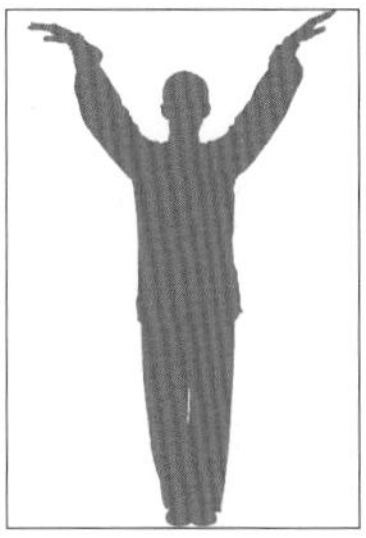
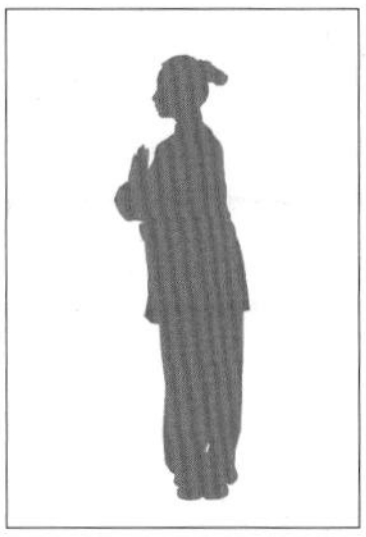

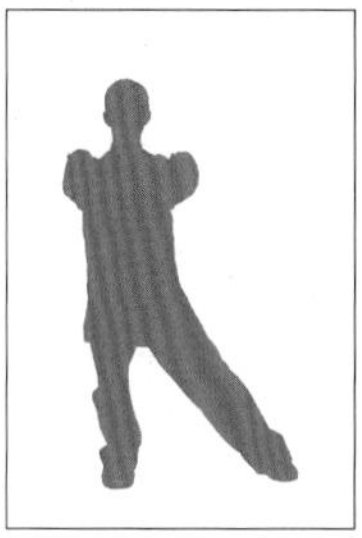
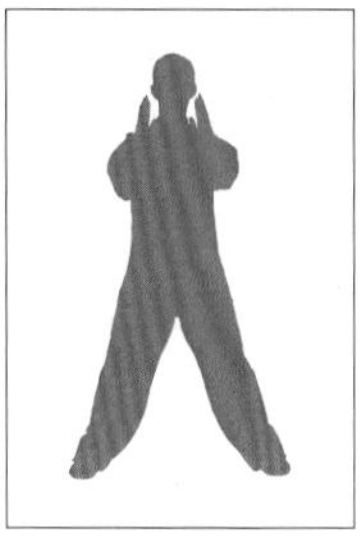
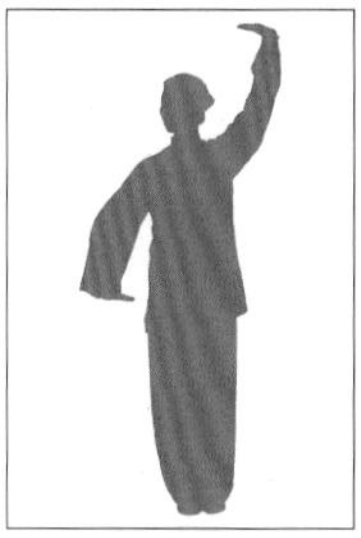
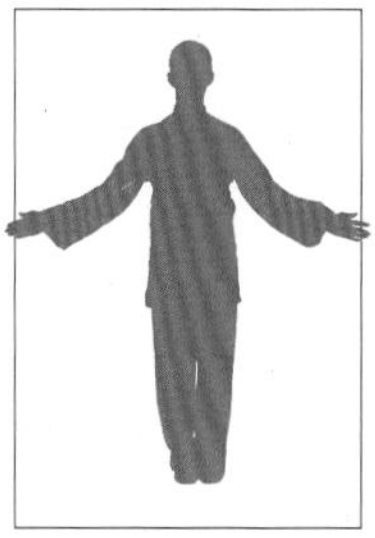
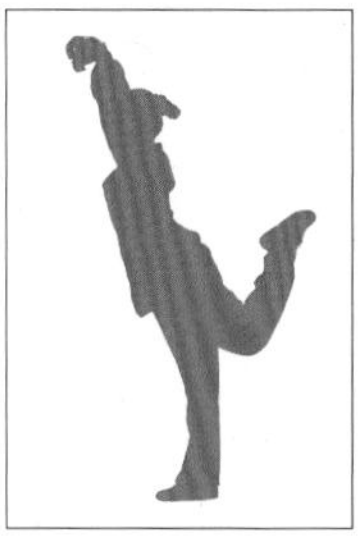
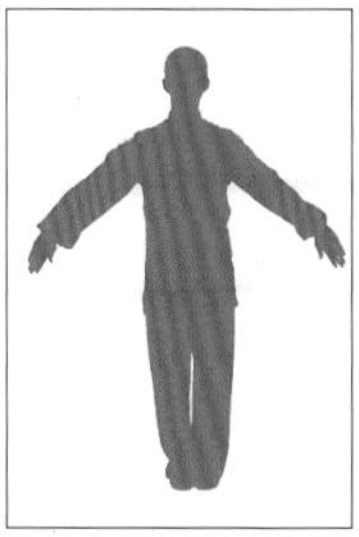

健身气功的起源与发展	健身气功的特点	推广健身气功的意义

健身气功强调调身、调息、调心合一。

第一章 健身气功概述

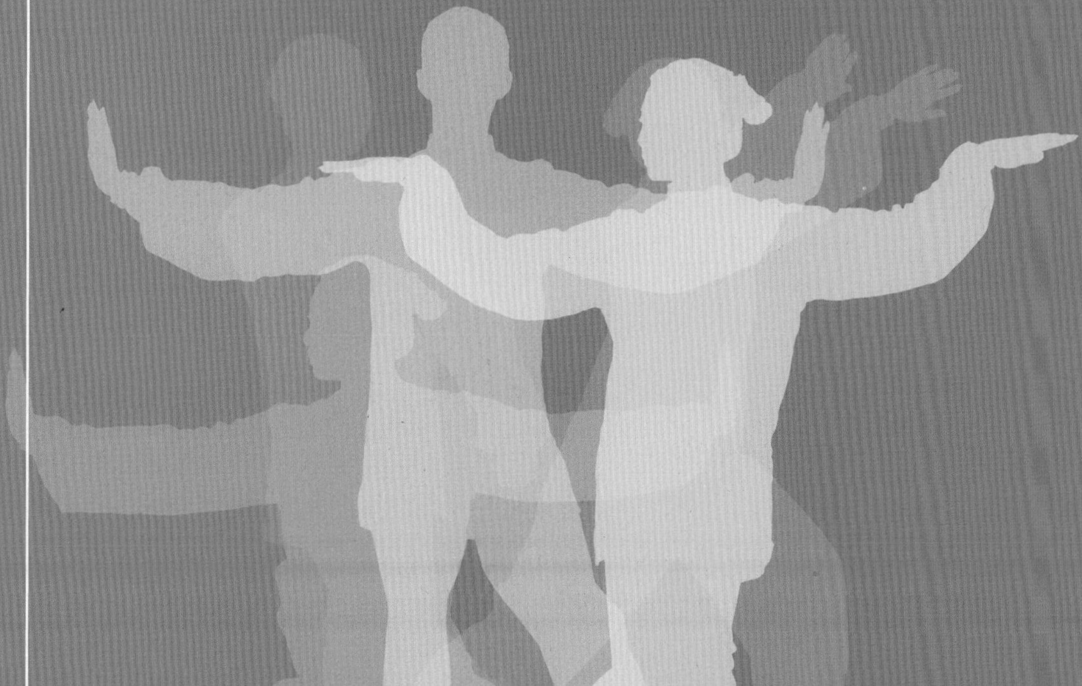

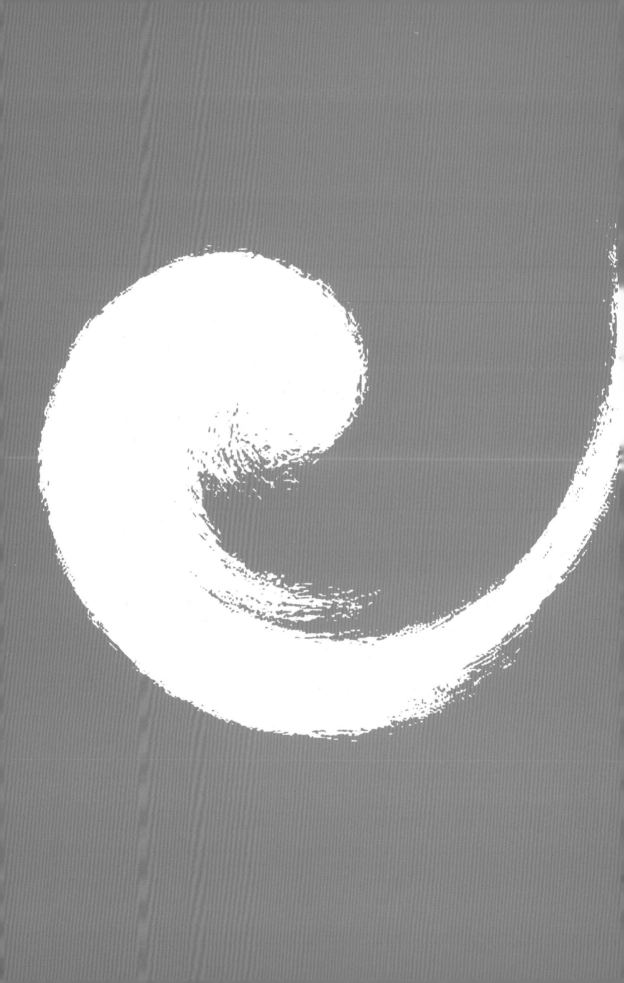

第一节 中国人的健康观

健康从古至今都是备受人们关注的话题，随着科学的发展、社会的进步，大家对健康内涵的认知也随之得到了极大的提升。

一、关于健康观

1. 原始健康观

原始社会，刀耕火种，囿于认知局限，古人没有厘清健康与生命的区别，认为健康就是生命，活着就是健康，健康就是活着，“长寿”和“无疾”就是当时人们的健康观。为了追求长寿和无疾，且出于对自然灾难的恐惧，一方面先人们求仙访道，企图通过神灵膜拜和祈福祝祷实现消灾祛病的愿望；另一方面在自我康复经验的基础上积极探索，基于饮食、情志、房劳、避病、运动等方面提炼出养生方法，诸如“食饮有节，起居有常，不妄作劳，适时进补，虚邪贼风，避之有时……精神内守，病安从来”“春三月，此谓发陈，天地俱生，万物以荣，夜卧早起，广步于庭，被发缓形”等，形成了传统中医的雏形，为中华传统中医药文化和养生学说奠定了基础。

2. 传统健康观

中国传统的健康观念根植于中华民族文化，呈现出多元化的特点。各家养生理论与养生实践或兴起，或继承，或延续，皆与其养生文化或其哲学思想一脉相承。中国传统的健康观念、养生理念汲取了儒、道、释等众家学说的文化精粹，在兼蓄三家、彼此独立又极具内涵特色的健康观的基础上，与人体机能进行有机联系，将疾病的产生、发展与养生、防病紧密地结合在一起。

（1）儒家健康观。

以孔子、孟子两位先贤为代表人物的儒家学派，主张饮食健康、心性修养、道德修身三者相统一的健康观，希冀通过合理的生活方式和精神修为来实现延年益寿。

在饮食方面，儒家认为饮食有节、餐时神注、长幼异食、食饮精良是减少疾病发生、增进健康的重要措施。在《论语·乡党》中有“食不厌精，脍不厌细”的论述，并提及关于食物的形、色、味、时、料等各种不食禁忌。

在心性修为方面，儒家奉行中庸、和谐、仁爱的思想，主张世人心性要不断完善，品行要持续修为。“中庸”讲究不偏不倚、平常适度。“天人合一”指人与自然、与社会、与他人要和谐相处，在各种交互关系中寻求“中和之美”，是一种高境界的和谐观。《孟子·尽心上》中提到“尽其心者，知其性也。知其性，则知天矣”，主张把人类精神世界放于天地、万物乃至宇宙中去体悟、扩充、锻铸，使人类心灵在更宏大的背景中得以开放和旷达。这正是儒家精神追求的气魄和格局。

在道德修身方面，孔子有“大德必寿”“仁者无忧”“仁者寿”的观点，意指凡注重自我人格的完善，加强德行修养，胸怀坦荡、仁慈谦让、精神爽朗、光明磊落的人，都能健康长寿。孔子言论中也有与上述正面要义相反的阐述，如“小人长戚戚”，指道德修养不高，易斤斤计较、患得患失的人，若长期处于这种焦虑、紧张、不安的状态中，内心的平衡易被打破，容易导致神经系统和内分泌系统失调，使自身免疫力下降。孟子主张“得志，泽加于民；不得志，修身见于世。穷则独善其身，达则兼善天下”，以此劝慰人们既要积极进取，有所作为，又要洁身自好，尽力保持人格独立和心理平衡，以达到健康状态。儒家养生强调道德伦理的规范，推崇以德养生，这与现代健康观强调的道德健康有着异曲同工之妙。

（2）道家健康观。

以老子、庄子为代表人物的道家，主张天地万物应顺应自然发展的规律，维系人体体内、体外的阴阳平衡，清静无为、形神兼养的自然养生健康观。

阴阳平衡是生命活力的根本。阴阳平衡，则人健康，有精气神；阴阳失衡，则人就会患病、早衰，甚至死亡。所以道家养生的宗旨是维系生命的阴阳平衡。中国古代哲学经典巨著《易经》告诉我们，阴阳运动是万事万物的运动规律。生命阴阳平衡的含义是脏腑平衡、寒热平衡及气血平衡，其总则是阴阳协调，实质是阳气（功能）与阴精（血、津液等）的平衡，也就是人体各种功能与外在环境的协调。《黄帝内经·素问·生气通天论》中记载：“阴平阳秘，精神乃治；阴阳离决，精气乃绝。”“阴平阳秘”即指阴阳平衡，强调机体及其内外环境的相互平衡与协调，方能保持身体的整体健康。

道家对个体心性的修养也极为重视。《庄子·内篇·养生主》讲“安时而处顺，哀乐不能入也，古者谓是帝之县解”，明确提出人体健康要顺应自然，保持良好情绪，切忌过分激动、大悲大喜等激烈的情绪波动。

在个体与社会的关系方面，道家主张“生道合一”，即凡热爱自己生命，并泛爱万物生命的人，可与大“道”相通，能“死而不亡”，使生命具有不朽的价值。道家的养生理论是：人不是独立的个体存在，而是存在于相互依存、相互制约的宇宙大系统中；个体生命的健康与周围的环境，包括自然环境和社会环境，是息息相关的，且注重整体的协调性。这些论述与现代健康观所要求的良好社会适应性内涵相似度颇高。

在个体道德修养方面，道家注重“性命双修”，即修性、修命同等重要，“性功”贯穿“命功”，所谓“修得一分性，保得一分命”，因此，修炼离不开内在的心性和道德的修养。《抱朴子・内篇・对俗》中有“欲求仙者，要当以忠孝、和顺、仁信为本。若德行不修，而但务求玄道，无益也”。道家认为，要想“与道合真”，必须修德，多做合乎道德之事，不让世俗的喜怒哀乐扰乱自己的恬淡心境，从而保持自己的自然天性。通过这种精神状态的修炼，不求于“道”，而“道”自归之，无为而自得。“药王”孙思邈在《千金要方・养性》(《千金要方》原名(《备急千金要方》)中也说：“夫养性者，欲所习以成性，性自为善，不习无不利也。性既自善，内外百病自然不生，祸乱灾害亦无由作，此养性之大经也。”同时还指出：“德行不充，纵服玉液金丹未能延寿。”这些都是强调道德修养对人体健康的重要影响。

（3）释家健康观。

以释迦牟尼为宗的释家学派奉行的健康观，主张遵循佛教的行为规范，约束修行者的所做、所言、所想。通过释家特有的修行方式“禅定”或“禅修”，修身养性，克服外界六尘（色、声、香、味、触、法）的诱惑和内心七情六欲的困扰，精神得以专注、安详，并因“禅定”使人产生智慧，排除人内心产生的种种烦恼和颠倒妄想，解除人的“心病”，从而达成释家所认为的修行健康。

佛教认为，人的身体由地、水、火、风四大要素构成，如若“四大”不调，便会产生种种疾病，加上生命无常，必然带来生老病死的痛苦。因此，佛教反对对身体过分的照顾，认为应将更多的时间和精力用于学佛悟道，以自利利他，广度众生。另外，佛教认为“人身难得”，应倍加珍惜。若病痛缠身，则无法安心修悟，所以学佛之人应“借假修真”，应具有健康的体魄。

佛教不仅重视自我保健，还鼓励主动关心他人疾苦。大乘佛教秉持“慈悲济世”的思想，有专究医药的医方明。在藏传寺院中还设有专门的藏医学院，探究藏医学的发展。在汉传佛教历史中，僧人长寿者甚多，不少高僧熟谙医术，悬壶济世，为世人所称道。

在个体与社会的关系方面，释家学派教导人们通过对心灵的净化，达到人与天地万物的和谐，即人与人、人与自然、人与社会的和谐依存。

在个人道德修养方面，释家主张为善去恶，以慈悲立心，通过抑制内心的恶，扩充内心的善，以期形成良好的善心状态，从而达到心灵的宁静与和谐。“五戒”是佛教徒必须遵守的基本戒律，即“不杀生，不偷盗，不邪淫，不妄语，不饮酒”，是释家“因戒生定，因定发慧”“断诸恶法，修诸善法”的基本持守，强调了品行修养对个体生命的精神意义。

除上述三家健康观外，对于人类健康的研究，我们不能不提及中医家健康观。

（4）中医家健康观。

中医家健康观注重人体健康的整体性和系统性，主要有预防观、整体观、平衡及辩证观，目的在于未病先防，未老先养，天人相应，形神兼备，调整阴阳，补偏救弊，动静有常，和谐适度。

中医家健康观讲究动态平衡、阴阳平衡，认为阴阳者，天地之道也，万物之纲纪，变化之父母，故“夫四时阴阳者，万物之根本也”。哲学上的阴阳学说用来解释世界，养生学上的阴阳学说用来解释人体，认为人体“内有阴阳，外亦有阴阳。在内者，五藏为阴，府为阳；在外者，筋骨为阴，皮肤为阳”。对于养生，《黄帝内经》认为，必须“审其阴阳，以别柔刚；阳病阴治，阴病阳治”。人体是一个处于动态平衡的有机整体，在阴阳方面表现为互根互化、消长平衡，在脏腑之间表现为相生相克、相互制约，在人与外界的关系方面表现为天人相应，等等。中医家深受中国传统文化中“天人相应”整体观的影响，认为人体顺应自然界的变化，尤其是顺应四季气候的变化，也是健康的关键所在，由此则发展出“四时五藏阴阳”等脏象理论。

中医家认为人体是形神相依、心身相关的统一体，形与神相互依附，不可分割。形为神之宅，神为形之主，无形则神无以生，无神则形无以活。由此，中医家认为健康建立在形神二者和谐统一的基础上，正如《黄帝内经·素问》所言：“故能形与神俱，而尽终其天年，度百岁乃去。”

中医家还讲究“正气”，正气又称为“元气”“真气”等。中医家认为：正气是人体生命活动的动力和源泉，是维持和体现人类生命健康的基础所在；正气与病邪相对而立，对人体生命活动有推动、温煦、防御、固摄作用。

以实用、实效为目标的中医家强调动静结合的健康观。孙思邈认为生命要有动有静，动静结合方为妙。他倡导的“动”意指“流水不腐，户枢不蠹”；他倡导的“静”是在超越佛教“禅定”、道教“坐忘”的行为之上，更追求精神气质的从容安详，静则神藏，静则神养，静则神清志宁。

3. 现代健康观

现代健康的含义已远远超越了原始健康观所推崇的身体无疾这

样的单一含义。根据世界卫生组织（WHO）的解释，健康不仅是指一个人的身体没有出现疾病或虚弱现象，而且还指生理上、心理上和社会适应性上的完好状态，这就是现代关于健康认知的较为完整的科学概念。相关专家经过研究后得出如下健康公式：

健康=情绪稳定+运动适量+饮食合理+科学的休息

现代健康观推崇的是整体健康，是多元的、全面的健康，可以归纳为生理、心理和社会适应性三个方面，同时这三个方面又通过相互作用而建立联系，使得人们以全面健康的面貌参与到广泛的社会生产和生活中。现代健康观包括以下几点。首先，身体健康是全面健康的物质基础。身体指人体的生理结构，包括体重、视力、力量、肢体协调性、忍耐力、对疾病的易感水平和恢复力等具体方面。其次，心理健康是全面健康在精神层面的要求，包括智力、情绪、意识等精神方面。智力是指人们接收和处理信息的能力，在很大程度上决定了我们的生活质量。需要特别提及的是情绪对健康的影响。情绪往往表现为生气、快乐、害怕、同情、罪恶、爱和恨等感情性表达，也包括人们看待现实社会、处理压力，以及灵活处理冲突的能力。尤其在日常生活中，主动的情绪管理会影响到生活的各个方面，一个积极向上、有情绪管理意识的人不会放任情绪的奔流，不会容忍生活的无趣，而是积极营造生活，让自己的人生充满光亮，从而达到现代健康观所倡导的全面健康。再次，社会适应、社交能力是全面健康的社会性要求。每个人自出生开始，就与父母及其他家庭成员生活相处；既长，迈入校园，开始与同伴、老师交往；工作后，与更大范围的社会各界人士交往。良好的社会适应性是指能否融洽地与社会相处，能否善意地欣赏他人、快乐地接纳他人，能否恰当地化解人际冲突，能否在社会交往中获得积极向上的生活乐趣，这都是个体社会适应能力的体现。

良好的社会适应性是以身体健康和心理健康为基础条件的，心理健康是身体健康的精神支柱，身体健康又是心理健康的物质基础。良好的情绪状态可以促使人体生理功能处于最佳的机能状态，反之，则会降低或破坏某些生理功能，最终诱发疾病。身体状况的改变可能带来多种心理问题，如身体疾病、生理缺陷，特别是沉疴痼疾，往往使人产生诸多不良情绪（烦恼、焦躁、忧虑、抑郁等），从而产生心理障碍。

全世界公认的关于健康的 13 个标志：

（1）生气勃勃，富有进取心；

（2）性格开朗，充满活力；

（3）正常身高与体重；

（4）保持正常的体温、脉搏和呼吸；

（5）食欲旺盛；

（6）明亮的眼睛；

（7）不易得病，对流行病有足够的耐受力；

（8）正常的大小便；

（9）淡红色舌头，无厚厚的舌苔；

（10）健康的牙龈和口腔黏膜；

（11）健康的肤色，光滑而富有弹性的皮肤；

（12）顺滑、带有光泽的头发；

（13）坚固且带微红色的指甲。

二、关于亚健康

世界卫生组织认为，亚健康是介乎健康与疾病之间的中间状态，即身体还未达到明显的疾病程度，又不符合完全的健康标准，两者间的一种中间态。通俗来讲，就是生理生化指标显示正常且器质检验结果指示为阴性，人体却有多样不适感觉。这是在社会进化、科学发展、人们生活水平提高后，现代医学提出的一个全新的医学概念。它与现代社会中人们的不健康生活方式，与所承受的不断增大的社会压力，与日益严重的环境污染等都有直接的因果关系。

亚健康主要有以下三大类临床表现：躯体性亚健康状态、心理性亚健康状态、社会性亚健康状态。躯体性亚健康状态主要表现为疲乏无力、精神萎靡不振，适应能力和工作能力、工作效率显著降低，免疫力低下等。心理性亚健康状态主要表现为容易产生焦虑、烦躁情绪，易怒，注意力无法集中，失眠多梦等，情况比较严重的时候，还会伴有胃痛、心悸等症状。如果这些问题持续发展，甚至会导致机体内部平衡的紊乱，从而诱发一系列疾病，比如心血管疾病和肿瘤等。社会性亚健康状态主要表现为与周围人群及社会成员的关系不和谐，产生一种被社会抛弃或者遗忘的孤独感。研究发现：亚健康状态会在无干预的情况下不断发展，如果长期对亚健康状态听之任之，不给予积极必要的应对和调整，亚健康状态就会向更深远的方向持续发展，导致更严重的后果；一旦发现并及时采取适度干预措施，亚健康状态就很可能向着健康方向转化。

相关研究罗列出了亚健康的30种常见症状，提供给人们作自我对照检测。在以下30种症状中，如果自查结果有6项或6项以上者，则可视为进入亚健康状态。

（1）精神紧张，焦虑不安；（2）孤独自卑，忧郁苦闷；
（3）注意力分散，思维肤浅；（4）遇事激动，无事自烦；
（5）健忘多疑，熟人忘名；（6）兴趣变淡，欲望骤减；
（7）懒于交际，情绪低落；（8）常感疲劳，眼胀头昏；
（9）精力下降，动作迟缓；（10）头晕脑涨，不易复原；
（11）久站头晕，眼花目眩；（12）肢体酥软，力不从心；
（13）体重减轻，体虚力弱；（14）不易入眠，多梦易醒；
（15）晨不愿起，昼常打盹；（16）局部麻木，手脚易冷；
（17）掌腋多汗，舌燥口干；（18）目干低烧，夜常盗汗；

（19）腰酸背痛，此起彼伏；（20）舌生白苔，口臭自生；

（21）口舌溃疡，反复发生；（22）味觉不灵，食欲不振；

（23）反酸嗳气，消化不良；（24）便稀便秘，腹部饱胀；

（25）易患感冒，唇起疱疹；（26）鼻塞流涕，咽喉肿痛；

（27）憋气气急，呼吸紧迫；（28）胸痛胸闷，心区压感；

（29）心悸心慌，心律不齐；（30）耳鸣耳背，晕车晕船。

第二节 健身气功

健身气功是以健身为目的，将形体活动、呼吸吐纳、心理调节相结合，使身心状态趋向于“三调”（调身、调息、调心）合一的全身性养生运动项目。其由健身、气功两部分组成，“健身”意指使身体健康，“气功”是我国传统养生文化中独有的一种健身术。

一、健身气功的起源与发展

在中华民族发展的早期，人们在日常生产、生活中发现，辛苦劳作之后，通过抻腰、拍打及打哈欠等一些简单的肢体动作，能有效地缓解劳动所带来的躯体疲惫和肢体酸痛。随着科学的发展和生产力的进步，人们的生活水平和认知水平得到较大的提升，开始在自我生存的基础上，对保养、维护、改善和发展自我生命体质提出了较高层次的要求。

春秋战国时期，随着经验医学人士的开蒙，中华传统“养生”思想渐渐产生。《吕氏春秋》对此内容的记载较为丰富，养生理论也更为专题化。其主张趋利避害、顺应自然，首次提出了“节欲”的概念，认为感官欲求乃人之自然天性，绝不可听任欲望无限膨胀，必须有所节制；同时还主张在精神、饮食和居住环境等方面均应调节得当，并且创造性地提出了“流水不腐，户枢不蠹”的运动养生观。道家代表人物老子所著的《道德经》中关于养生的阐述，不仅成为中医理论中“天人相应”整体观的理论源泉，也提出了诸多气功修身养生的思想和方法。同时期的儒家，关于气功学说的观点，一方面重视个体精神和道德品行方面的“修身”，另一方面重视对身体的保养。《孟子》中的修身之道阐述得更加明晰，认为“一曰养心，二曰养气”。诸子百家在养生领域所做的各种大胆探索，为中华传统养生文化奠定了理论基础。

秦汉时期，中华“导引行气术”逐步形成。阴阳、五行、经络、脏腑学说在医学上的应用，使得养生理论日趋完善和系统化。被誉为中医学元典的《黄帝内经》不仅概括了人体生长发育的过程，探索了人体衰老的机理，还明确提出了后人极为推崇的“治未病”的思想，对预防病变、保健延年有极其重要的意义。华佗通过模仿虎、鹿、熊、猿、鸟的行为体态，创编了供大众健体养生所用的五禽戏，奠定了健身气功的基本形态。1973 年，考古学家在长沙马王堆三号汉墓中发现了一幅珍贵的帛画《导引图》，图中绘有 44 个不同的人体运动姿态，有诸如屈体、伸肢、跳跃、回旋等动作，既有立势、坐势之分，又有徒手动作、持用器械之别，多数动作是模仿动物形态而来，也标有配合动作的呼吸吐纳方法，部分导引术图旁还标有对应的适应病症。《导引图》帛画充分反映了当时健身气功发展的水平。

东汉时期，中国道教逐渐发展成为一个有组织的独立宗教，此时期也是印度佛教东渐初期。道教最重要的典籍《太平经》记载了不少关于气功的内容，其中的医世思想，把天下能够安平无病、阴阳相得、天地人和谐交互的中和“无病”称为“天地中和人心”。再加上这一时期佛教传入，佛家的一些修持方法和我国古代气功的修身养性相结合，从而丰富了我国古代文化中的生命之学，并从理论与实践两方面推动了中国养生学的发展。

魏晋南北朝时期，是中国传统养生文化发展成熟时期，其中以“内丹术”为特色的道教养生术得到了较大的发展。“内丹术”功法继承道家传统的行气、导引、服食、吐纳等修炼方法，以人的精、气、神作为练养对象，锻炼先天、后天之气，使三者在体内凝聚成

“丹”。这一时期，养生理论与中医学紧密结合，成长迅速，对中国传统养生学的发展产生了深刻的影响。

隋唐时期，包括导引在内的按摩疗法颇受重视。在太医署内设有按摩专科，它是我国气功史上最早的临床、教学机构。由于导引一科在隋唐官方医学中占有突出地位，所以它不仅对当时气功医学的发展起到了巨大的推动作用，而且使社会上涌现了一大批气功人才和气功专著。

两宋时期是导引养生术发展的重要时期，陈抟创编的“二十四节气导引坐功法”，以及“八段锦”（文、武八段）、“小老术”等养生功法的出现，使养生生活逐渐趋于时效化和理性化。此时儒、道、释、中医各种养生理论彼此影响、相互交融，使中国传统养生学走向了成熟。

明清时期，气功的发展达到了一个新的高度。气功更广泛地被医家掌握并应用，气功养生方法纷纷总结推出，大量养生著作编辑出版。此时，人们的价值观和健康观也随之发生变化，去疾、益寿、延年的养生术成为人们追求的热门和具有宗教意义的活动。此时期所产生的最具代表性的气功功法为易筋经和太极拳，标志着武术技击与内功修炼的结合已进入成熟阶段。此前的气功导引术主要适用于治病保健，并不强调内壮外勇，而易筋经以“气盈力健，骨劲膜坚”为锻炼目的，成为无数习练者的基本功法，使得气功在中华养生学的历史长河中，得到了长足的发展和进步。

中华人民共和国成立后，气功发展进入一个崭新阶段。在丰富多彩的传统功法的基础上，涌现出了许多今人编创的功法，习练气功的人数也在逐渐增多。

现阶段的健身气功与古代气功、导引养生术一脉相承，蕴含着深厚的传统儒、道、释、中医众家的健康理念。我国古代儒家的修身、养气，道家的吐纳、服气、行气、内丹、存思，释家的禅定、打坐、观想，中医家的导引、按蹻及食饵、医药、起居等众家养生理论和方法，都属于气功范畴。健身气功利用动作对称、外导内引、“三调”合一等形式来调节人体的阴阳；通过习练特定招式来改善肢体、脏腑功能；依据五行学说的原理（五脏连周身）创编功法，对全身起到较好的锻炼作用。自古代养生思想的萌生到现代的健身气功，无不蕴含着浓厚的中华传统文化底蕴，其健身功效得到了广泛的认可。同时，随着“防未病”养生思想愈加深入人心，中华传统养生学的影响也在不断扩大，作为全民健身重要组成部分的健身气功，必将迎来新的跨越式发展。

为引导健身气功活动的健康发展，促进社会主义精神文明建设，提高全民体质，更好地为人民健康服务，1996 年 8 月，气功被正式纳入政府管理范围，有关部委联合下发文件，第一次提出了“社会气功”“健身气功”的概念。“社会气功”概念更多强调的是社会群体的参与性。“健康气功”概念则强调群众通过参与习练而达到强身健体、养生康复的效果。

如今，国家体育总局已将健身气功确立为第 62 个体育运动项目，并成立了专业的健身气功管理机构和健身气功协会，加强对群众性健身气功活动的管理，推动健身气功的普及。由此，健身气功逐步走上了规范化、法治化的发展轨道。

二、健身气功的特点

1. 全身锻炼

人的生命是精神与身体的统一。《淮南子·原道训》中云：“夫形者，生之舍也；气者，生之充也；神者，生之制也。”如果从形、气、神三者统一的人体生命出发，健身气功特有的“三调”合一的综合锻炼功效，正是区别于其他肢体运动的关键所在。另外，健身气功主动地、内向性地运用意识和呼吸来调动人体内在潜力，从而改善和增强人的整体功能，达到强身健体的目的。

2. 动作绵缓

柔和绵缓是健身气功的一个显著特征。它不仅表现在肢体外形和动作演练上不拘不僵、轻松自如、舒展大方、轻飘徐缓，而且在呼吸调控上要求深、细、匀、长，在意念运用上要求精神放松、意识平静，用意要轻，似有似无。这种动作圆活、心意慢运的行功节奏，体现了低强度、长时间阈值下的运动特点，可避免大强度运动后给人体生理带来的多种负效应，有利于在节省体能的情况下均匀地提高机体的各项生理功能。正如古人所言的“体欲常劳，劳无过极”。

3. 低强度

健身气功较传统太极拳等拳术动作难度低，简单易学，加之健身气功运动量小，单位时间的体能负荷不大，且对场地设施要求不高，室内室外均可进行习练，所以适合于不同基础、不同年龄、不同体质的人群习练，尤其适合中老年人养生及慢性病患者的自我恢复性习练。

4. 注重呼吸

健身气功坚持以形导气、以气运身、外导内引、内外合一的原则。对于呼吸则要求气随形运、顺畅自然、柔和协调、不喘不滞、动息相随、动缓息长、导气令和、息息到脐。其中，动息相随的动作基本规律是起吸落呼、开吸合呼、先吸后呼、蓄吸发呼。这个规律只可与其顺，不可与其逆，更不可强硬呼吸，否则易出现胸闷、气短、憋胀、心慌等不适症状。

三、推广健身气功的意义

1. 社会价值方面

构建社会主义和谐社会是一项系统工程，需要社会方方面面的共同努力。健身气功锻炼追求身心的和谐，注重从人体自身的和谐进入到人与社会的和谐、人与自然的和谐。从某种意义上讲，健身气功是一门关于“和谐”的学问。健身气功“天人合一”的理论基础，以及“三调”合一的锻炼方法，充分体现了和谐的思想内涵。健身气功的锻炼，同时还浸润着道德涵养的修炼与提升。无论是增强人民体质，还是建设社会主义精神文明，构建和谐社会，健身气功都不无裨益。因此，推广普及健身气功是一项功在当代、利在后世的全民事业。

以人民为中心是构建社会主义和谐社会的重要标志。不断满足广大人民群众日益增长的美好生活需要，正确反映和兼顾多方面利益，是以人民为中心的具体体现。健身气功是一项深受人们欢迎和喜爱的体育运动，按照国家体育总局“讲科学、倡主流、抓管理、促和谐”的工作原则，积极稳妥地开展健身气功活动，努力满足人们多元化的健身需求，无疑是以人民为中心的理念在社会工作中的具体表现。

安定有序是构建社会主义和谐社会的必要条件。一个安定有序的社会，必然是一个不同利益群体各尽所能、各得其所而又和谐相处的社会。健身气功在新的时代要求下，既担负着增强人民体质的光荣使命，也担负着正面引导、维护社会稳定的责任。经验表明，健身气功在社会群体中推广得好，对增强人民体质、推动社会进步起着积极的促进作用；推广得不好，则可能危害人民群众的身心健康，影响社会的和谐稳定。

2. 文化价值方面

健身气功根植于中国传统文化，其理论基于中国传统文化的思想基础，其行为方式受传统文化的制约。它犹如一棵枝叶茂盛的大树，其根须伸向四面八方，其文化构成多元，既吸收了中国传统哲学思想和中国传统文化的精华，又涵涉了古典经验医学、古典美学等传统科学的内核。

健身气功是具有中国民族风格的一项健身运动。在中华气功从古至今的发展脉络上，其内部结构和外部形态始终保有“形”“神”“气”的交融，整体风格镌刻着民族习惯、心理、情感等精神印迹。可以说，中国人独特的思维方式、行为规范、审美观念、心理模式、价值取向和人生观等都在健身气功中有不同程度的反映。此外，健身气功功法中交织着阴阳二气相互作用的生命律动，外取神态，内表心灵，着重在姿态展现的意境里显示卓越人格，堪称传统体育文化的代表。

习练健身气功既能强身健体，又能领悟和弘扬传统文化，更能使习练者懂得做人的真谛，进而完善人生的价值。在传承和弘扬中华健身气功文化时，我们要深刻理解健身气功文化的现实价值，深入挖掘健身气功文化中的有用成分，汲取健身气功文化精粹的思想内核，并使之与现代科学相适应，与当今文明相协调，这样才能使中华优秀的健身文化得以持续发展，发扬光大。

3. 体育价值方面

随着物质生活水平的不断提高，人们的体育健身意识不断增强，参与体育活动的人数也逐步增多。体育运动不仅成为身体锻炼的重要方式，而且成为社会时尚的代名词。健身气功不仅健身作用明显，而且内容丰富、形式多样，不同的功法有着不同的动作结构、风格特点和运动量，并且不受年龄、性别、体质、时间、季节、场地、器械等限制，人们可以根据自己的需要和条件，选择合适的功法进行锻炼。因此，作为民族传统体育项目的健身气功，不仅满足了人民群众多元化的健身需求，而且在推动全民健身活动蓬勃发展中发挥着重要作用。

我国是世界上老年人口最多的国家。相对而言，老年人属于社会的弱势群体，多数老年人不仅经济收入比较低，而且健康状况也不容乐观。因此，如何有效地增进老年人的身心健康、减轻他们的生活负担，是一项十分紧迫的社会课题。调查表明，经常习练健身气功的老年人，医疗费用支出明显低于不经常习练的老年人。健身气功具有动作柔缓、运动强度低、易练好学、场地随意、健身作用明显等优势，非常适合老年人的身体条件，迎合老年人心理特征。近年来，健身气功的推广普及实践表明，引导人民群众开展健康文明的健身气功活动，不仅促进了全民健身活动的发展，有效增强了习练者的体质，同时也丰富了群众的业余文化生活。广大习练群众对健身气功的认可，充分证明了健身气功的体育价值。

健身气功是国家体育总局健身气功管理中心组织全国体育养生、运动医学方面的专家学者，在经世传承的传统气功功法基础上，根据现代人们生活节奏和习惯创编的，其文化内涵丰富、文化底蕴深厚、健身养生效果显著。截至目前，由国家体育总局健身气功管理中心推出的四套健身气功普及功法有易筋经、五禽戏、六字诀、八段锦。随后又推出的五套新功法有太极养生杖、十二段锦、导引养生十二法、马王堆导引术、大舞。另外，在习练群众对新功法多元化的要求下，明目功于2019年加入健身气功功法大家庭，二十四节气导引养生功及站桩功也将逐步加入进来。为了使健身气功更好地服务于习练的朋友，并助力于“一带一路”建设，“武术中国”系列出版项目将会陆续推出以上各种功法的单行本读物。

意息形合	动缓息长	通调经络	健内助外
逢动必旋	扶正固本		循环复始

意守，意念，意息形相合。

第二章 导引养生十二法概述

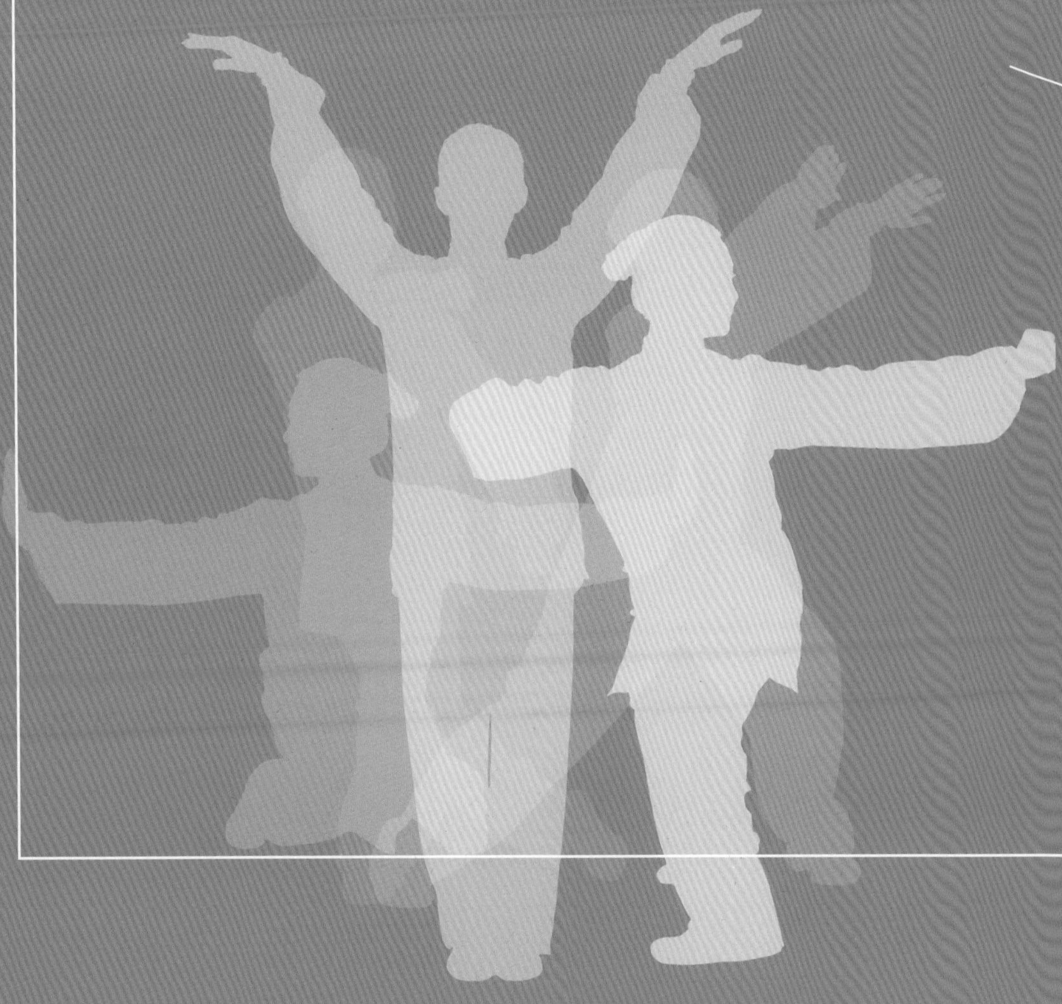

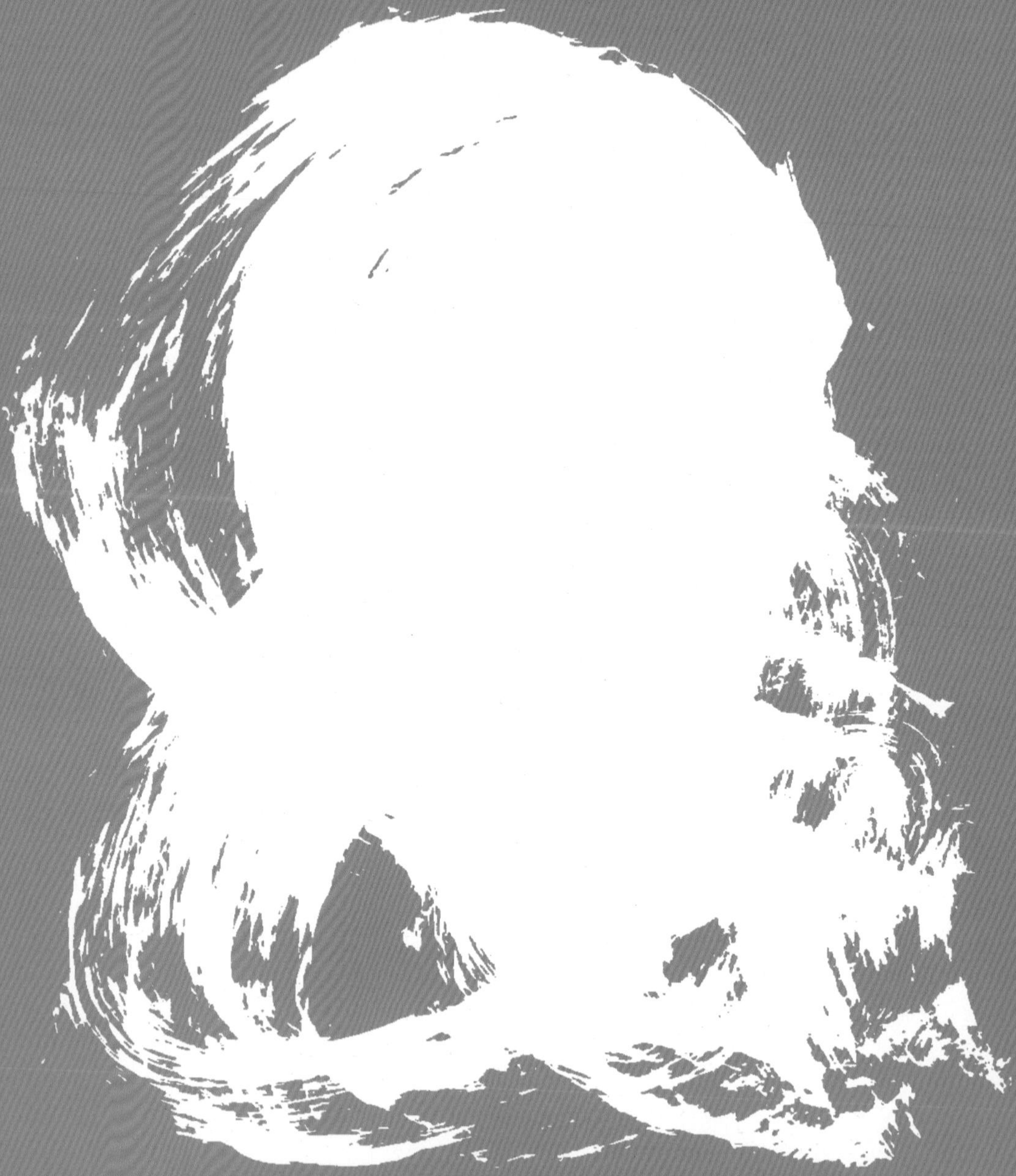

第一节 导引养生十二法的源流

"导引"，《现代汉语词典》解释为："古代的一种健身方法，由意念引导动作，配合呼吸，由上而下或由下而上地运气。相当于现在的气功或体育疗法。"从对"导引"的解释可以看出，"导引"应该包括"导气"和"引体"两个方面，即所谓"导气令和，引体令柔"（晋·李颐注）。当然，古代对"导引"的认识有所不同，有的解释为行气："令身囊之中满其气，引之者，引此归身内恶邪伏气，随引而出，故名导引。"（《诸病源候论·白发候》）有的解释为肢体运动："导引，谓摇筋骨，动支（肢）节。"（唐朝王冰注《黄帝内经·素问》）也有的认为"导引"的范围更广泛："夫导引不在于立名，象物……或伸屈、或俯仰、或行卧、或倚立、或踯躅、或徐步、或吟、或息，皆导引也。"（晋朝葛洪《抱朴子·别旨》）还有一种观点认为："凡人自摩自捏，伸缩手足，除劳去烦，名为导引。"（唐朝释慧琳《一切经音义》）

"导引"一词，最早见于《庄子·刻意》："吹响呼吸，吐故纳新，熊经鸟申，为寿而已矣；此道引之士，养形之人，彭祖寿考者之所好也。"此段文字说明呼吸吐纳和仿生式动作"熊经鸟申"的结合是导引的基本内容，其目的是为了养形、益寿。而传统导引术的最早专著则是1984年湖北江陵张家山出土的汉简《引书》，其中"引"是导引之简称。王冰注《素问·血气形志篇》认为，"形苦志乐、病生于筋，治之以熨引"，"引"得到很好的阐释，故《引书》即导引之书。从该书内容看，有六十余种导引术式的具体操作方法，四十多种病症的导引对治方法。这部专著可能与1973年出土的湖南长沙马王堆西汉帛画《导引图》有一定的关系。在西汉帛画《导引图》中，既有健身与治病相结合的图示，如“引聋”“引项”等，又有肢体运动和呼吸相结合的图示，如“仰呼”等，还有模仿动物活动形态的运动，如“熊经”“信”（“信”即“伸”，是鸟的动作）。

养生，也称摄生。河上公注《老子》第五十章曰：“摄，养也。”养的最好境界就是“不治已病，治未病”。“养生”一词，最早见于《黄帝内经·灵枢·本神》，“故智者之养生也，必顺四时而适寒暑，和喜怒而安居处，节阴阳而调刚柔。如是，则僻邪不至，长生久视”，意思就是通过对身体的保养，以达到预防疾病、延年益寿的目的。如《吕氏春秋·节丧》曰：“知生也者，不以害生，养生之谓也。”晋代葛洪云：“养生以不伤为本。”

导引养生十二法吸取了传统导引、养生原理，既着重调整呼吸，又主张除去杂念、引展肢体，其动作优美、衔接流畅、安全可靠、简单易学，集修身、养性、观赏于一体，老少皆宜。

第二节 导引养生十二法的特点

一、意息形合，动缓息长

导引养生十二法之“意”，关键在于意守、意念。意守，有助于气感的生成，促进五脏六腑经气，增强机体免疫力，正所谓“意者气之使，意有所到则气到”（《鸡峰普济方》）。气到则血行，血行则病不生。导引养生功十二法的呼吸是通过人体的口、鼻、肺部与外界进行气体交换，对交换方式的意念控制尤为重要，肢体动作与呼吸密切配合，为深度呼吸打下基础。中医理论认为：气在胃时，成为胃气；气在脾时，成为脾气；气在脉中，称为营气；气在阳，称为阳气；气在阴，称为阴气；气在上焦，称为宗气；气在中焦，称为中气；气在下焦，称为元气。气可以被理解为呼吸之气，即空气，同时气更是推动身体脏腑运行的动力，即元气。没有呼吸的调节，空气无法达到口、鼻、肺，人体的动力就失去了根基。气的含义颇广，想要获得脏腑功能活动的能量，首先要学会通过调整呼吸获得脏腑活动的元气。导引养生十二法中12个招式动作遵守的“意念集中、形体改变、呼吸调整”，很好地体现了意、息、形的运动结合。

气息调节可分为三个阶段。第一阶段，即初学功法时，呼吸为自然式，练习者可能会出现肌肉酸、麻、胀等感觉。第二阶段，当动作熟练后，有意识地加深呼吸的深度，气息匀细绵长，逐渐使气息能够循经走脉，遵循经络往复的循环，气息能够通达三焦。三焦贯通，从上焦一直贯穿到下焦，身体的各个部位感觉气息充盈而富有能量，气息运行于脏腑之间，贯穿身体内外，无处不至，运行周身。第三阶段，能够灵活运用形体动作，达到动作、意念与气息的完美结合，正所谓“养心在凝神，凝神则气聚，气聚则形全”。

在导引养生十二法的练习过程中，首先要熟练掌握动作要领；然后，在呼吸和动作的相互配合中，动作连贯，以呼吸引领意念回归本体，控制身体动作，在一吸一呼之间完成动作和意念的结合。导引养生十二法一共有 12 个招式动作，招式动作虽有不同，对呼吸的调整却有定律可循，起吸落呼，开吸合呼，随着动作的幅度、难度变化而相应调整呼吸的深度。

二、以腰为轴，健内助外

导引养生十二法招式动作多是以腰为轴，继而牵发肢体的转动，例如：第四式“纪昌贯虱”，动作以腰为轴，通过肢体的旋转，达到舒胸畅气、调和心肺的作用，其中动作“意守命门”和“捻动涌泉”能够达到滋阴补肺、助肾壮腰的健身效果。在日常生活工作中，行、走、坐、立均受到肌肉或外力的作用，人体处于相对紧张的状态。长期以往，脊椎筋膜和椎间盘等人体组织得不到有效的锻炼，养分难以滋养筋骨。导引养生十二法招式动作以腰为轴，腰部的运动必然要牵拉影响到脊柱的整体活动，使胸椎、颈椎、骶椎、尾椎等人体组织相互挤压，腰部旋转时筋膜得到伸张，养分得以通达，起到牵张筋膜通达内外的健身作用。

健内助外，简单地讲，就是通过外在的肢体运动，加深呼吸的深度，以呼吸为手段来改善体内五脏六腑的机能，借助呼吸时自然之气在肺器官内部之间的交换来改善机体循环，宣发肺气。同时，不同的肢体动作对四肢百骸起到很好的锻炼作用，强壮的肢体能更好地辅助呼吸，使呼吸更为康健。

三、逢动必旋，循环复始

导引养生十二法强调逢动必旋。各个动作从起势就为肢体的旋转做准备，在旋转的过程中肌肉产生较大扭力，使神经、骨骼、肌肉、筋膜等人体组织得到刺激，从而提高神经传导的效率，使习练者直观感受到体内气息畅通、气血丰盈。例如，导引养生十二法中“乾元启运”“双鱼悬阁”等招式中手臂外旋、内旋动作，有效刺激到心包经、肺经、大肠经、三焦经等相互作用的经络，有助于人体活经化瘀。通过反复刺激这些经络，达到健身养生的目的，也使习练者体会导引养生十二法的运动气韵。

导引养生十二法的练习动作呈现大小不等的圆形，功法设置符合人体运动规律。通过循序反复的练习，协调脏腑各系统相互和谐，使习练者的自身机能得到不断增益，从而达到增强体质的习练效果。

第三节　导引养生十二法的养生价值

一、通调经络，扶正培本

中医学认为，人体气血亏损是疾病产生的一个主要原因。气虚表现为身体虚弱，易疲惫。导引养生十二法就是通过不断的有规律的肢体运动促进气血在人体内的良好运行，通调三焦以达到调理身体、扶正培本的养生效果，从而保持人体健康。例如招式“犀牛望月”动作，通过身体重心变化中的转颈转腰，可以对腰、颈部位肌肉进行健康范围内有节律的张弛，有助于松解肌肉粘连，缓解腰、颈、肩、背部的紧张疼痛，通畅手足三阴、三阳经脉，通调三焦。此外，在两掌变拳的同时，“中冲点抠劳宫”动作有助疏导经络，“以指代针”刺激穴位有利于清心降火，益于增强心脏功能。导引养生十二法通过启发和启动人体元气的正常运行，有助于实现“阻者通之，瘀者导之”的效果，与祖国医学的“经络所过，主治所及，脏腑所属，主治所为”健康理论一脉相承。

二、固肾壮腰，健脑增智

导引养生十二法动作轻柔缓慢，呼吸均匀深长，动息相随，动中有静，静中有动，奉行“动勿过极”“劳则适度”的养生观，可调和经络气血，平衡脏腑阴阳，静稳神经系统。导引养生十二法中每一功法动作均遵循对称原则，充分体现了功法和脏腑之间气息的协调与和谐，在一定程度上可补中益气，维护正气，内安五脏，外强身体。

传统中医学认为，人体生、长、壮、老等不同年龄阶段与肾中精气的盛衰变化密切相关。充足的肾中精气，是人体发育、生长之源。“犀牛望月”招式转颈旋腰的肢体动作，有助于疏松颈部和腰背部的肌肉紧张，松解其粘连，缓解肩、肘、腕、颈、背、腰等部位的肌肉疼痛；招式中提脚、抬腿等动作，也有助于引发启动足少阴肾经，滋阴补肾。

导引养生十二法强调通过意念、意守控制呼吸，调整体态，滋养肾阴补肾阳，纳气归肾腰肾壮，利于健脑，益于增智。习练者在锻炼过程中，可持续提高脏腑经气的活跃度，排除杂念，活跃思维，净化大脑，身心均得到增益。

三、强心益肺，和胃健脾

导引养生十二法中的招式动作，通过刺激全身经络，强健肌肉、骨骼、韧带，增强全身关节的灵活性，促使周身气血畅通，维护机体的阴阳平衡，实现“阴平阳秘，精神乃治”的健康目的。例如，经常习练“乾元启运”招式，有助于手太阴肺经、手阳明大肠经的经络疏通，对由风寒引起的支气管炎等呼吸系统疾病有一定的预防作用。经常习练“双鱼悬阁”招式，有助于增强肺功能，缓解咳喘等肺部不适症状，有助于增强脾胃功能，益于缓解消化不良、胃脘痛等消化系统的不适症状。

导引养生十二法不仅裨益于改善人体经血脉络的机体功能，益于提高人体身心机能，也为人体器官的健康运转提供了养生预防功用。“金鸡报晓”招式中“卷指弹甲”动作可疏通手三阴经和手三阳经脉，有助于强心益肺、润肠化结、调治三焦，“勾手上摆”“变掌下按”动作有助于疏通颐养心肺经络，疏导三焦。“凤凰来仪”招式中“转身旋臂”动作有助于疏通任督二脉及手三阴、手三阳经脉，“屈腕勾手”动作有助于改善心、肺、大肠、小肠等脏腑之功能，“吸气翘脚”“压迫涌泉穴”动作可以补充肾气，“呼气抓地”动作可刺激脾胃经气，益于补脾。

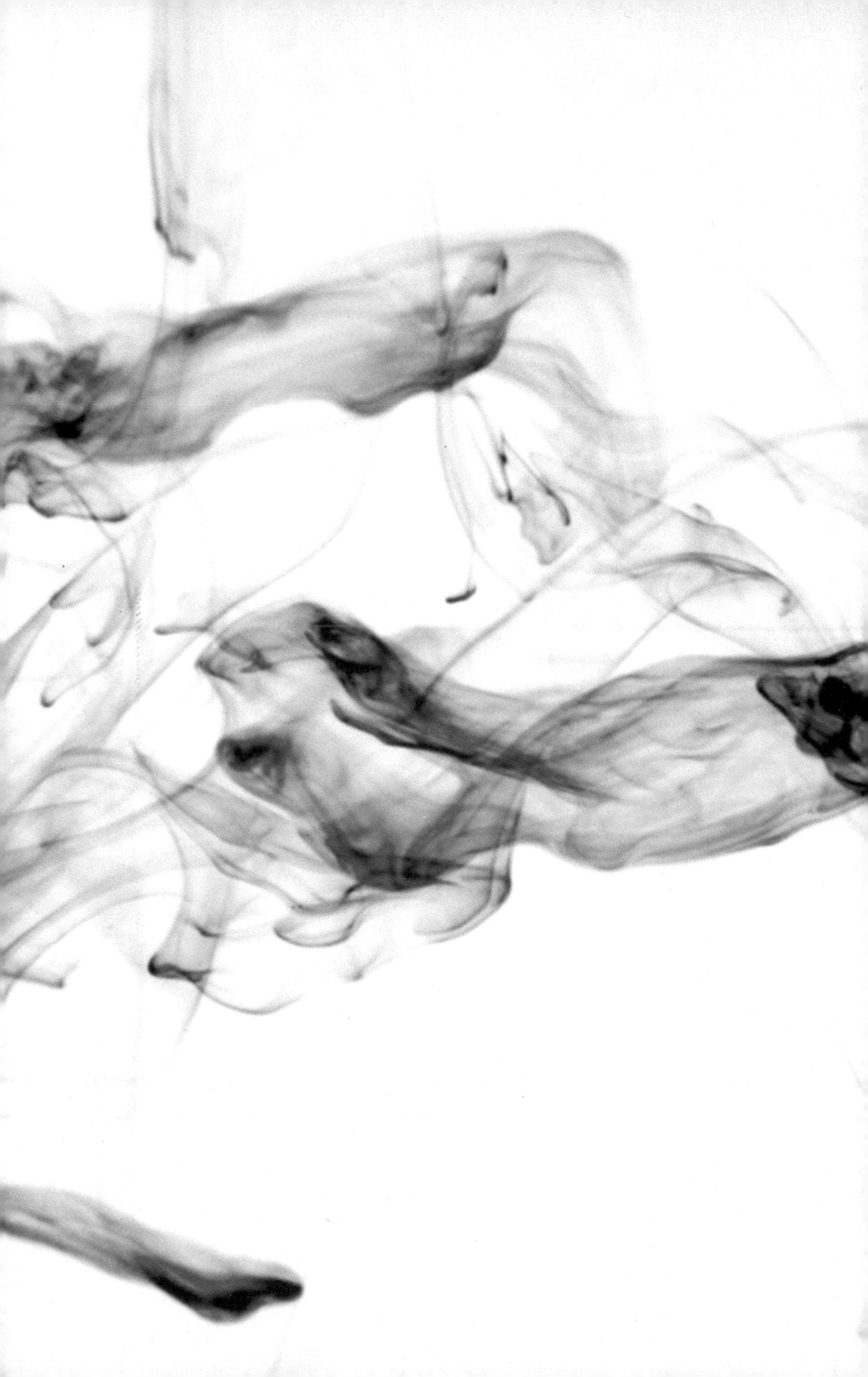

调息静气	要为中轴	提气脏腑
老骥伏枥	凤凰来仪	纪昌贯虱

恬淡虚无，真气乃从，滋养肾阳，滋补肾阳。

第三章
导引养生十二法功法技术

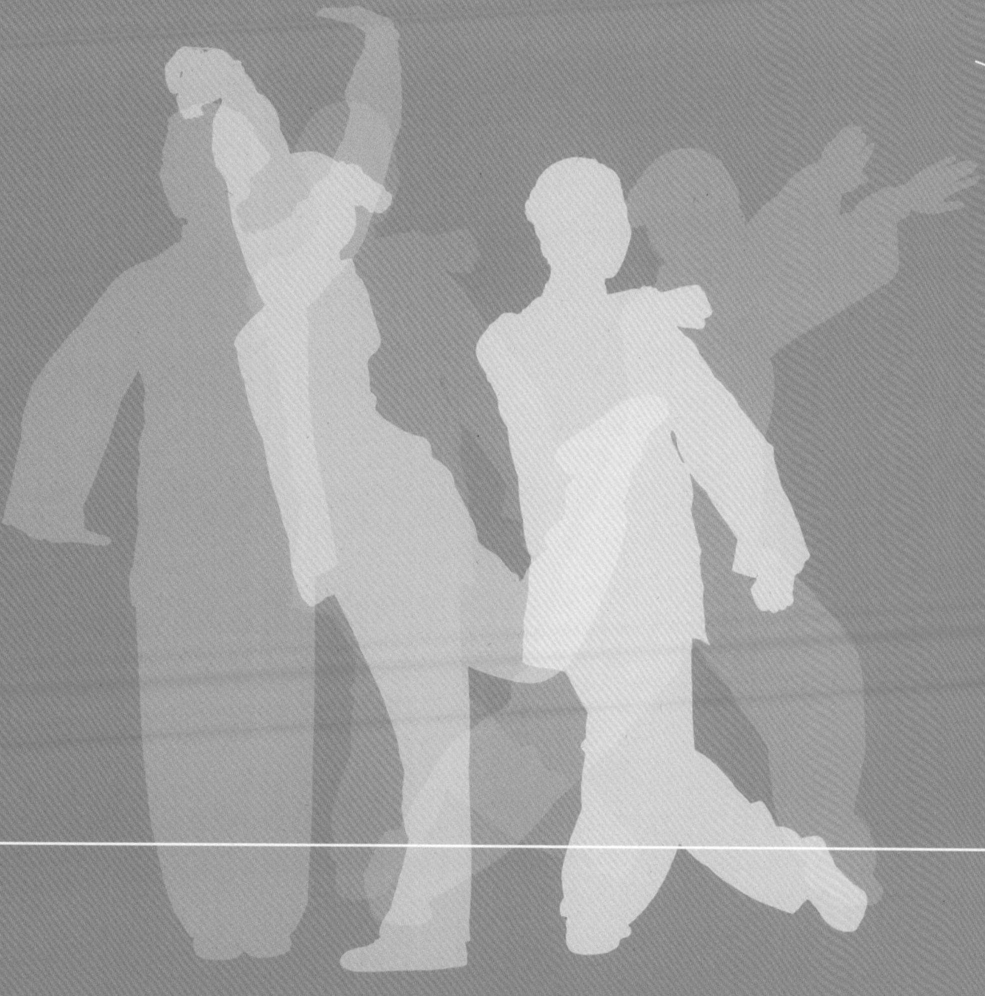

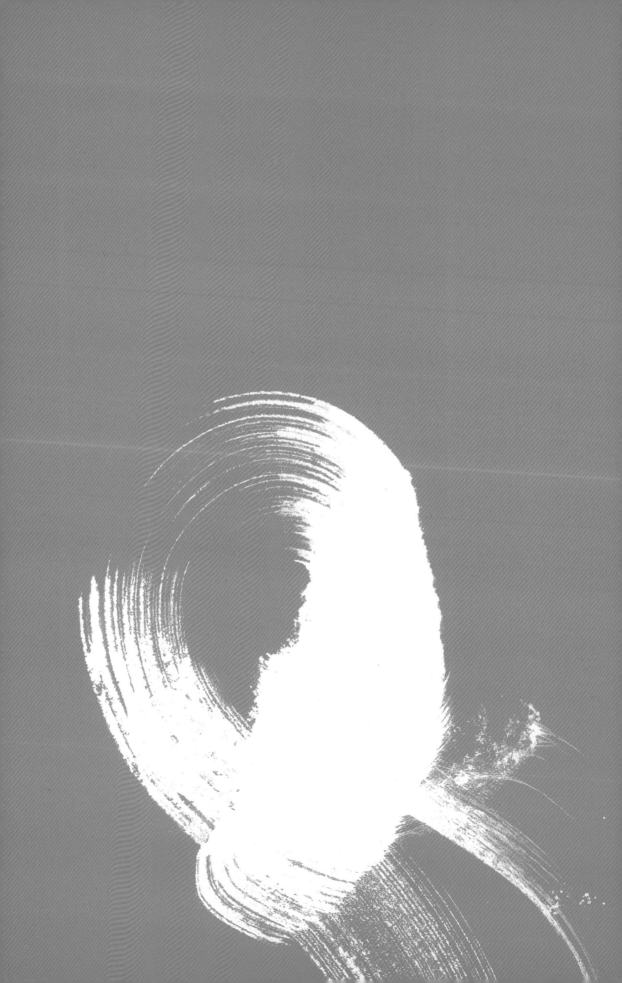

第一节 基本手型与步型

一、基本手型

1. 勾手

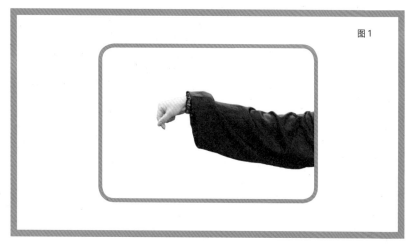

图1

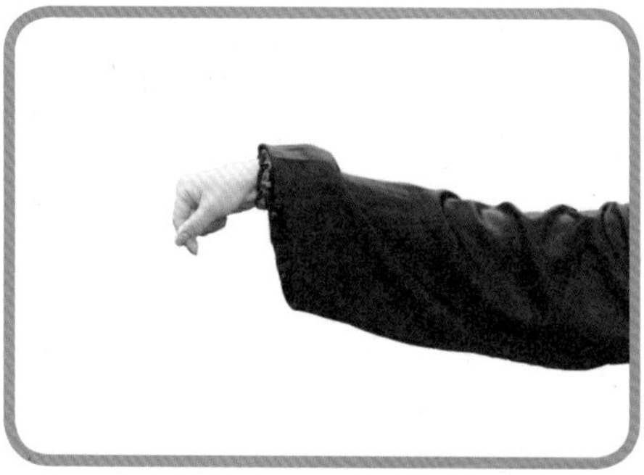

（1）两商（少商、商阳）相接勾，即拇指、食指相接，其余三指卷曲，屈腕。（招式“老骥伏枥”“凤凰来仪”用的是两商相接勾。）（图1）

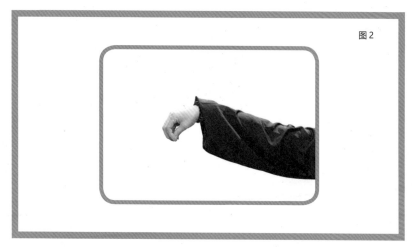

图2

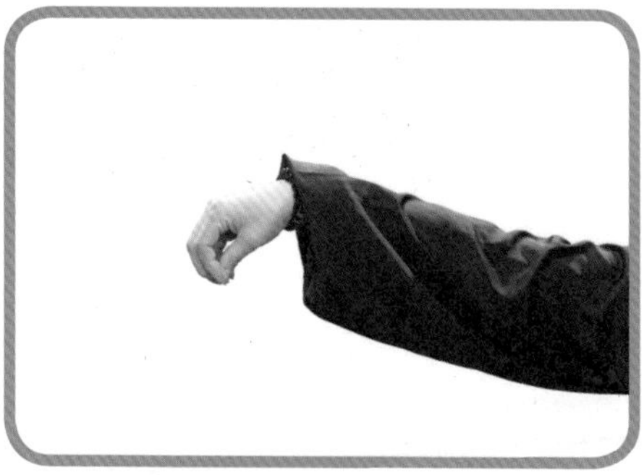

（2）六井相会勾，即五指指腹捏拢，屈腕。（招式“金鸡报晓”用的是六井相会勾。）（图2）

2. 掌

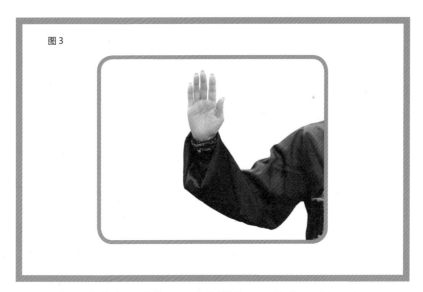

图 3

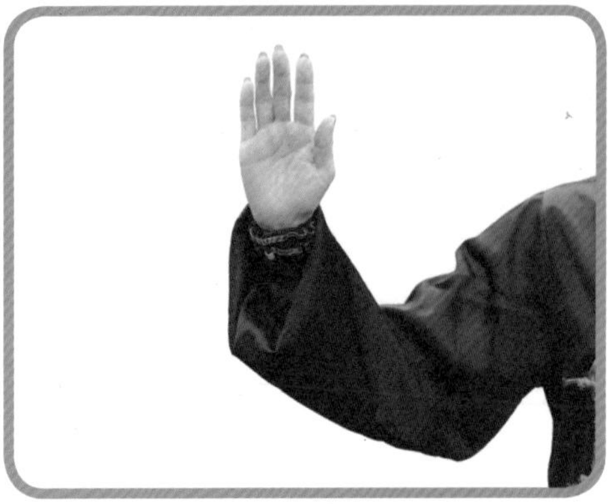

五指自然伸直，稍分开，掌心微含，自然掌。（图 3）

3. 拳

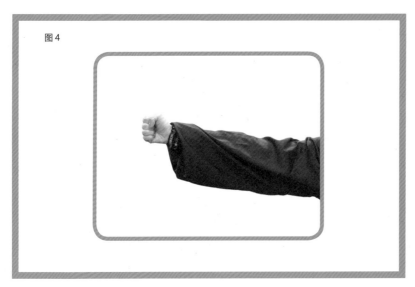

图 4

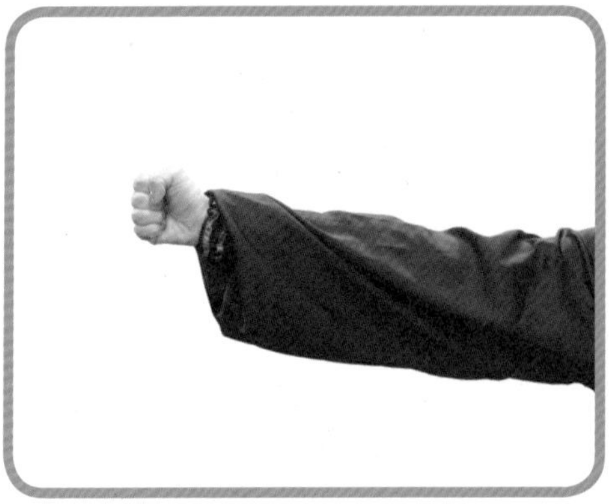

四指并拢卷握，拇指紧扣食指和中指的第二指节，拳面平，手腕直。（图 4）

二、基本步型

1. 并步

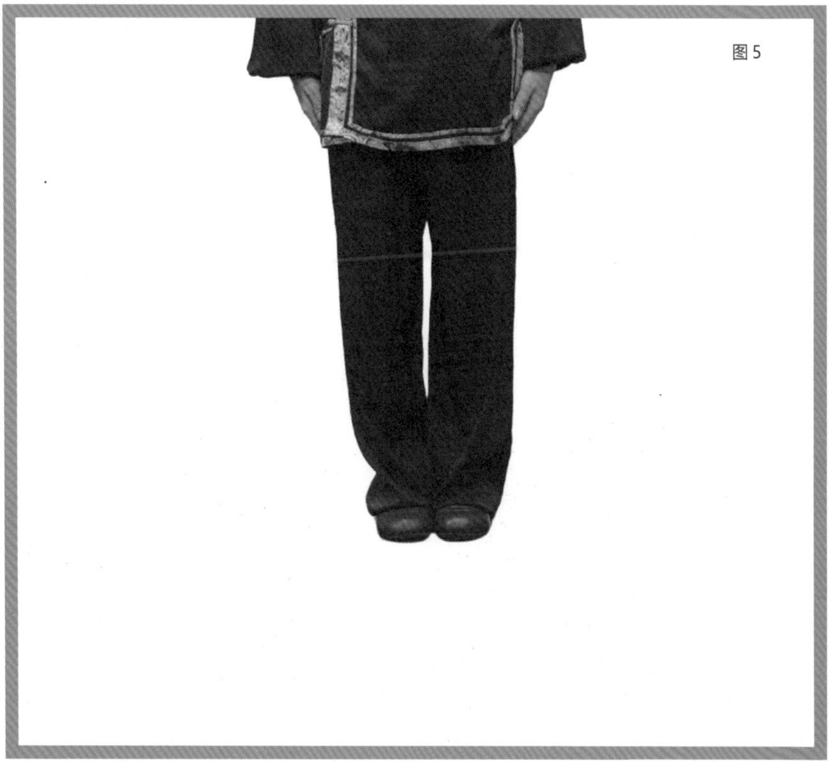

图 5

两脚的脚跟与脚尖完全并拢，两膝放松直立，重心自然地放在两腿之间。（图 5）

2. 开立步

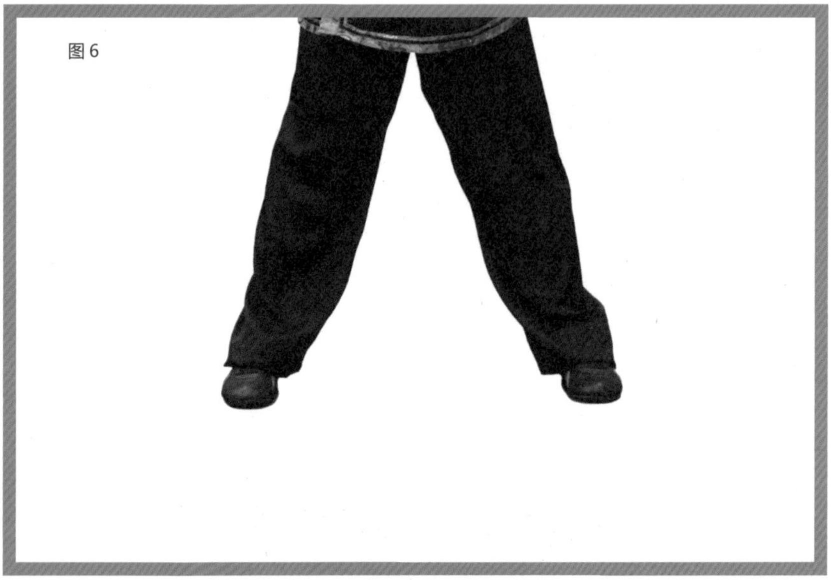

左脚向左开步，约与肩膀同宽，两脚平行，两膝微屈，松静站立，重心在两脚之间。（图 6）

3. 移动步法

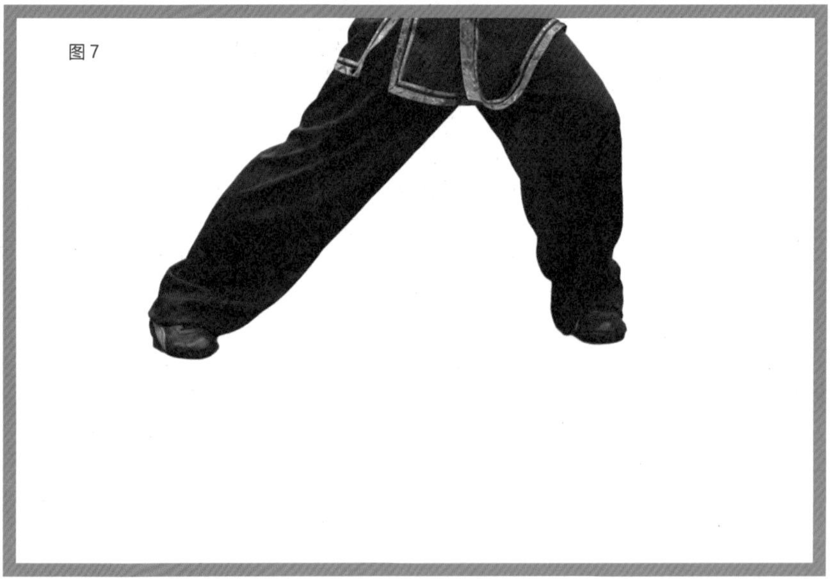

单脚碾转移动步法，指左（右）转时，左（右）脚不动，成内扣横脚，右（左）脚以前脚掌为轴，脚跟蹬碾外旋 90° 。例如，招式“纪昌贯虱”和“犀牛望月”用到此步法。（图 7）

第二节 动作详解

预备势

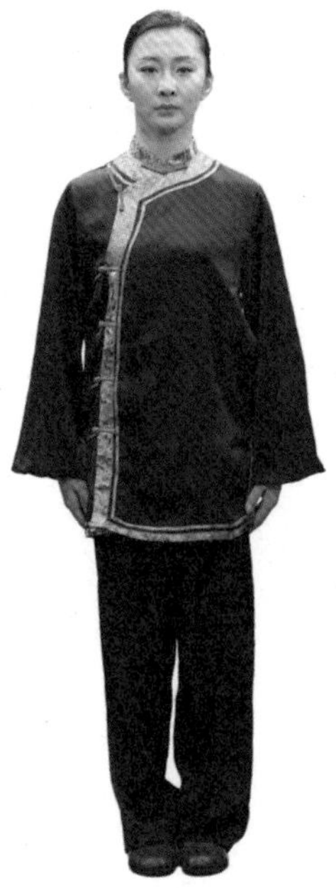

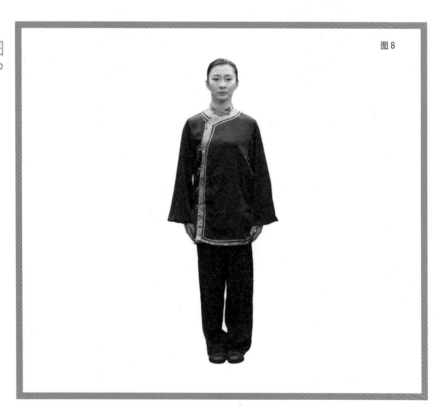

图8

图8

并步站立，舌抵上腭，两臂垂于体侧，周身放松，目视前方。

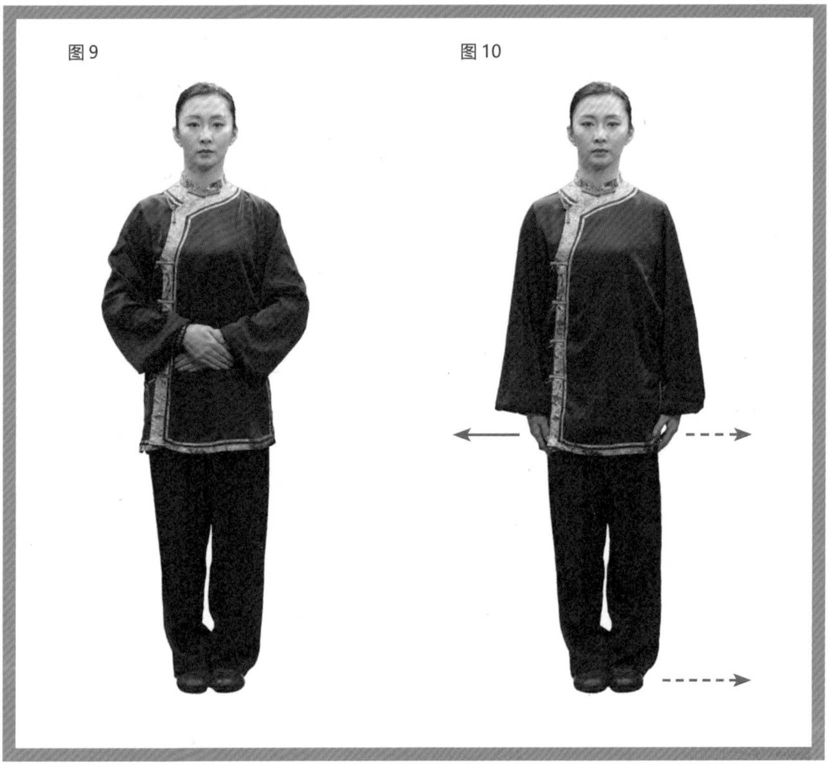

图 9
双手相叠，左手在内，右手在外，置于丹田。

图 10
两手垂于体侧，做好准备。目视前方。

要点

练习之前须沉心静气，呼吸匀速且柔和缓慢，左手在内，右手在外，两掌相叠置于丹田（男女相同）。待调整完毕后双手自然垂落，目视前方。

功效

1. 并步站立，周身放松。《素问》曰：“恬淡虚无，真气从之。”人在平心静气的状态下可以更好地促使体内气机有节律地升降沉浮，有助稳定人体内环境。

2. 通过调息静气，为自身打造一个平和的静场，更容易进入身心合一的状态，帮助体内气机更快地生发，快速进入练习状态。

第一式　乾元启运

以左边动作为例，右边动作相同，方向相反，各做一次。

图11

左腿向左侧迈步，宽于肩。同时，膝关节弯曲，两手臂外展内旋。

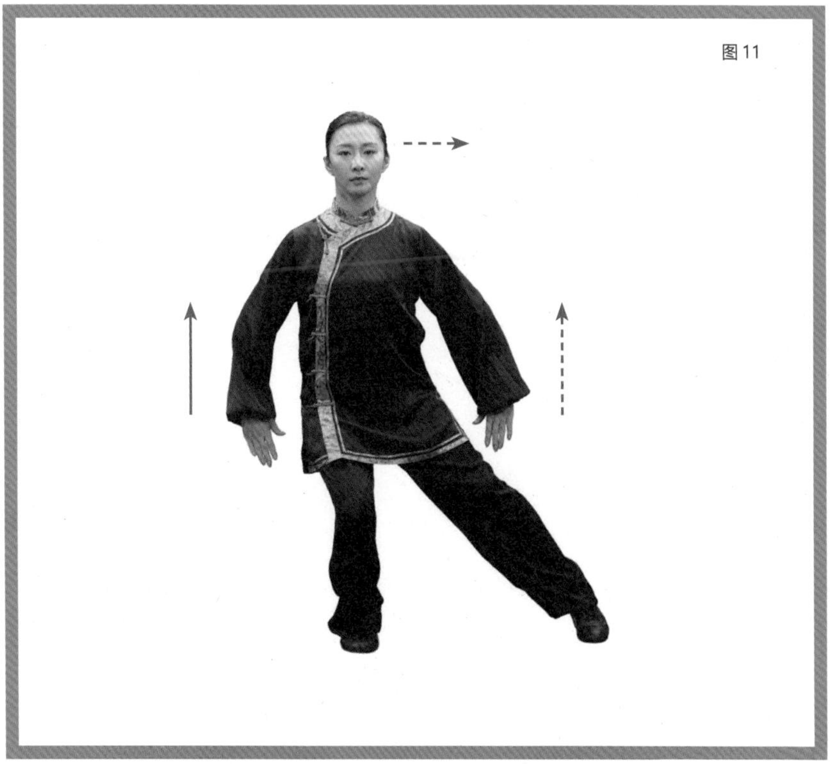

图 12

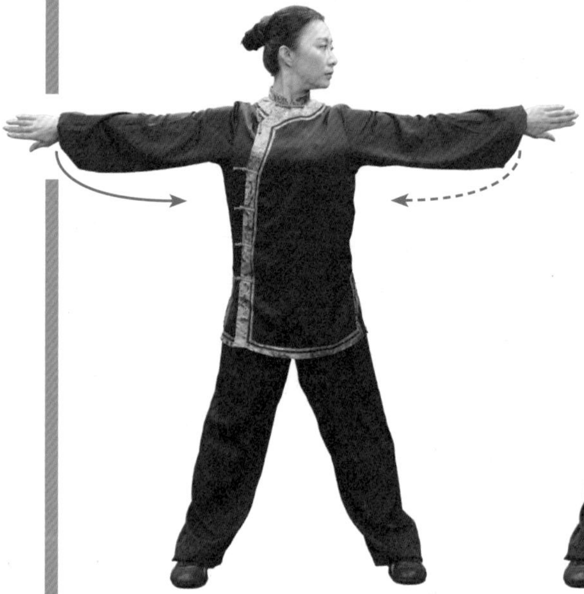

图 13

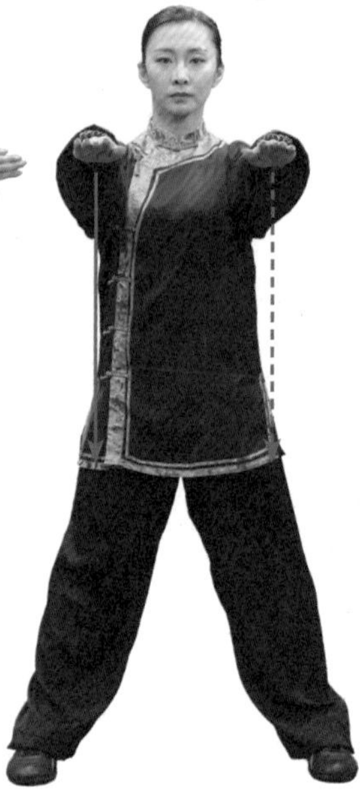

图 12

两臂外展成侧平举，内旋掌心朝后，与肩同高。同时，转头看向左掌。

图 13

头转正，两臂内合，平移至胸前。目视前方。

图 14

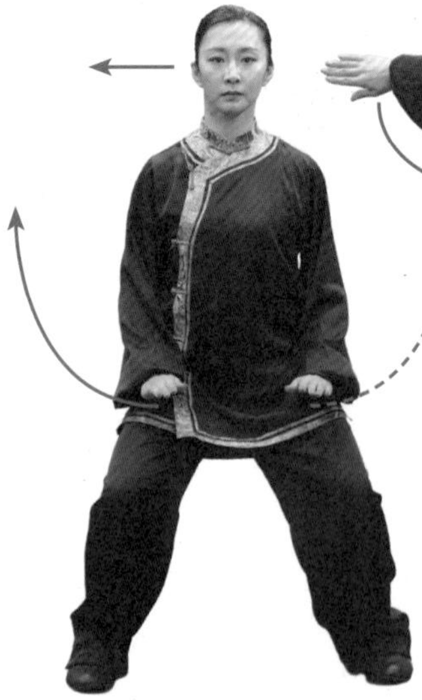

图 15

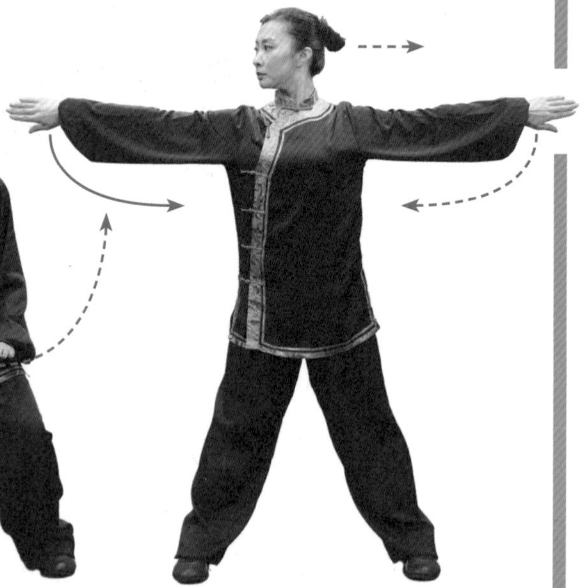

图 14

屈膝下蹲，两手下按至腹前。

图 15

起身，两臂内旋后外旋，掌心向后，外展成侧平举。同时，向右转头，看向右掌。

图16

两臂水平内合，置于胸前平举，重心移动到右腿。目视前方。

图17

屈膝下蹲，收左腿，屈膝并步。

图16

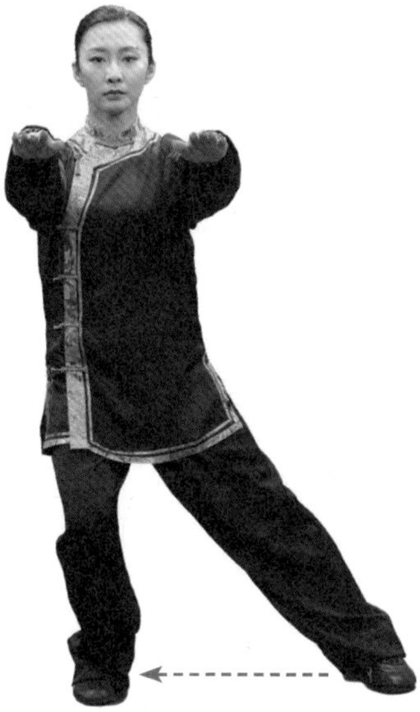

图17

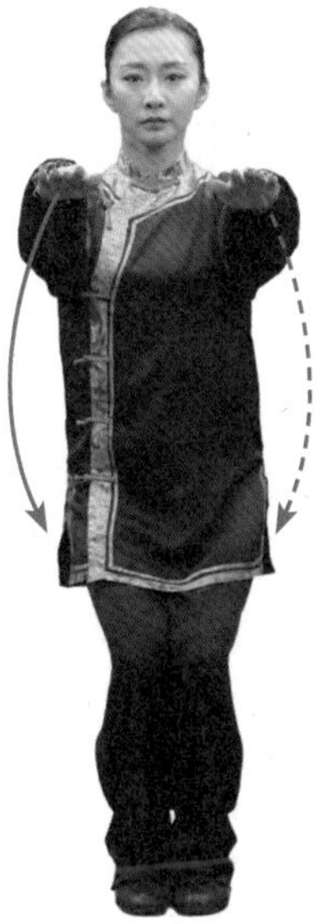

图18

起身，两手下按于身体两侧。

图18

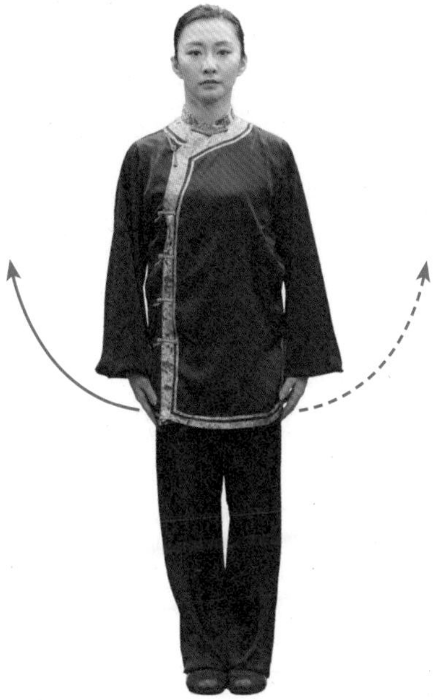

要点

1. 两臂外展打开的同时内旋，高度与肩相平，拇指微微用力辅助旋转。

2. 下蹲时的幅度因人而异。

易错点

1. 两臂侧摆转头时，未与肩平。

2. 屈膝下蹲时，膝关节超过脚尖。

纠正

1. 转头时，眼睛转看一侧臂，臂自然伸直，沉肩。同时，另一手臂与之水平。

2. 屈膝下蹲的幅度以膝关节微曲为宜；另外，百会上领，上体中正。

功效

1. 练习过程中提会阴的动作，在刺激会阴的同时又能有效封闭人体窍门，防止真气外泄，有延缓衰老之效。

2. 双臂在外展内旋与下蹲起身的配合过程中，有助于畅通手太阳肺经、手阳明大肠经脉；意守丹田可帮助习练者排除杂念，增益大脑活动，有补中益气之功效。

第二式　双鱼悬阁

以左边动作为例，右边动作相同，方向相反，各做一次，先左后右。

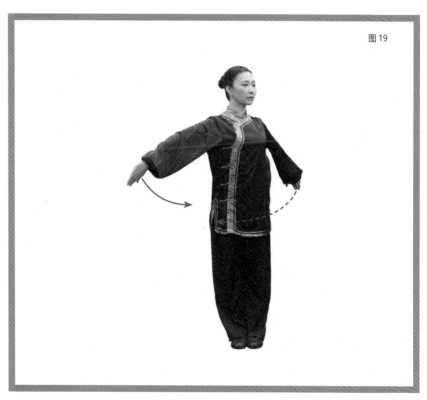

图 19

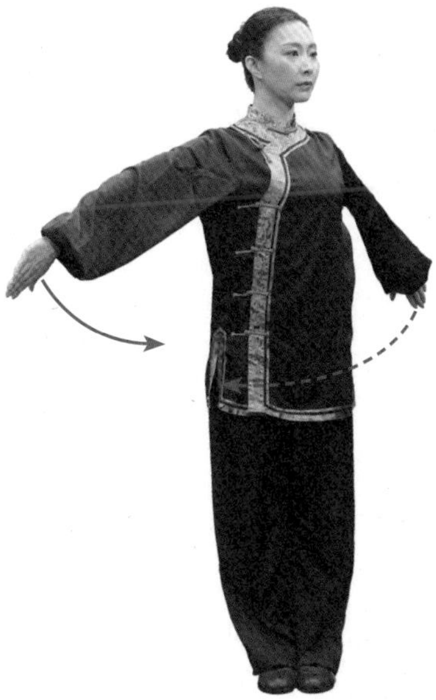

图19　接上式。身体向左转大约45度，膝关节伸直，两掌随两臂内旋的同时从身体两侧摆起。

图 21

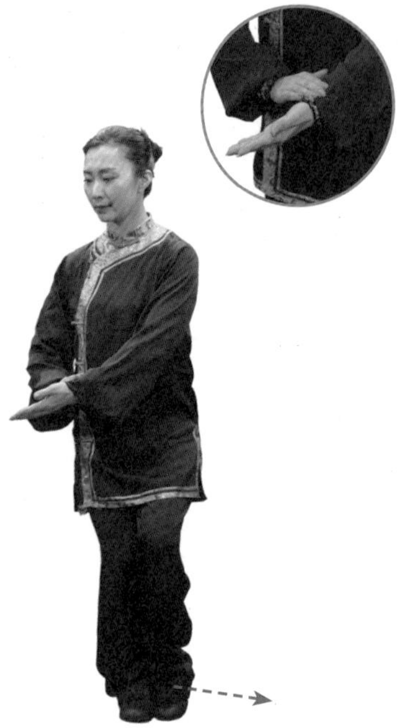

图 22

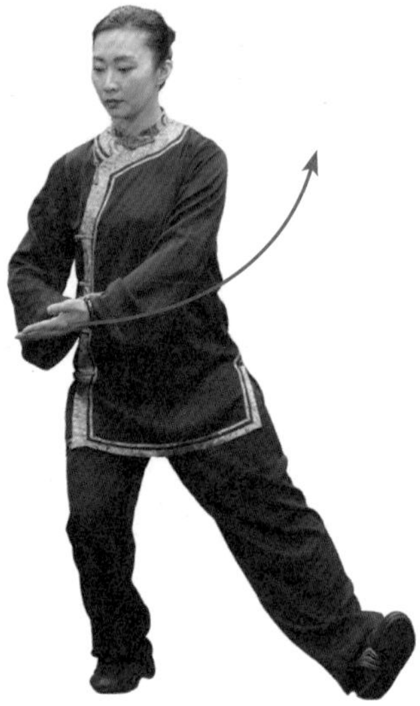

图 23

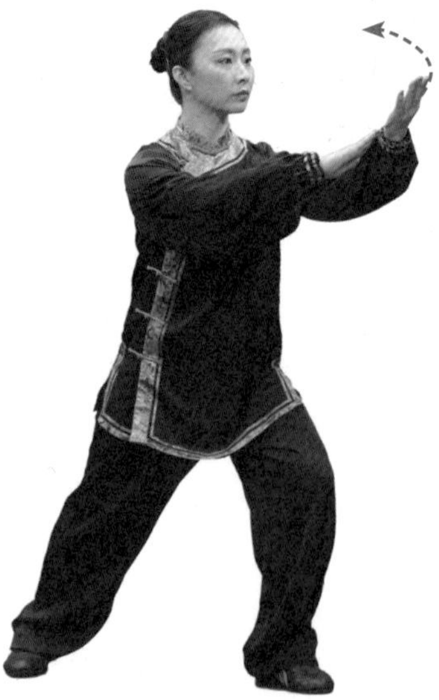

图 24

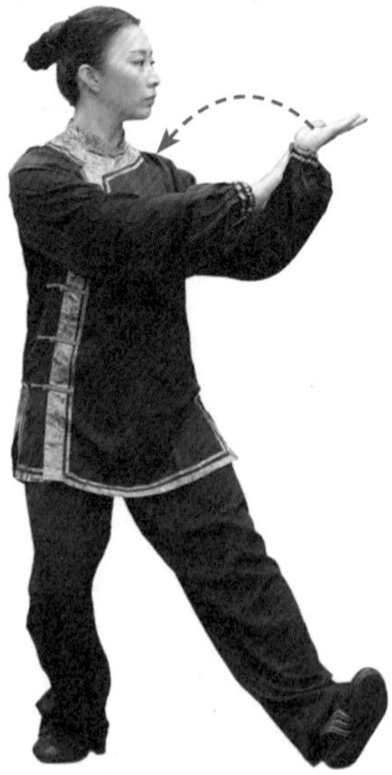

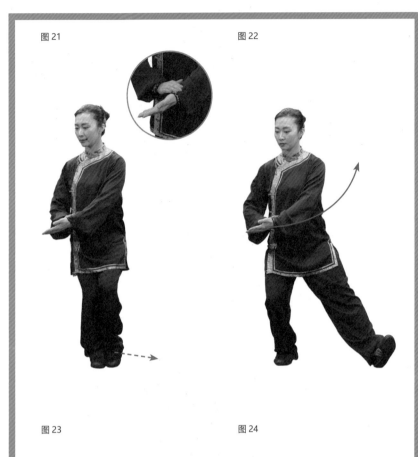

图 21

两臂随着转腰向前内收，左掌心向上，右掌无名指指腹于太渊穴呈切脉状。左脚跟提起成丁步。目视右下方。

图 22

左脚向左前方上步，脚尖翘起。

图 23

两手呈切脉状弧形摆动至身体左前方。目视两掌。

图 24

重心移动到右脚，左脚脚尖翘起。

图25

左手内旋，肘臂上起。同时，右臂外旋，两掌心相对，高与胸平。

图26

收回左腿，屈膝并步。目视前方。

图25

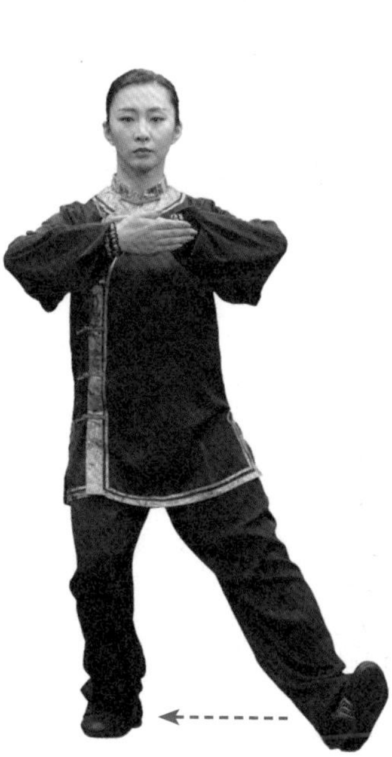

图26

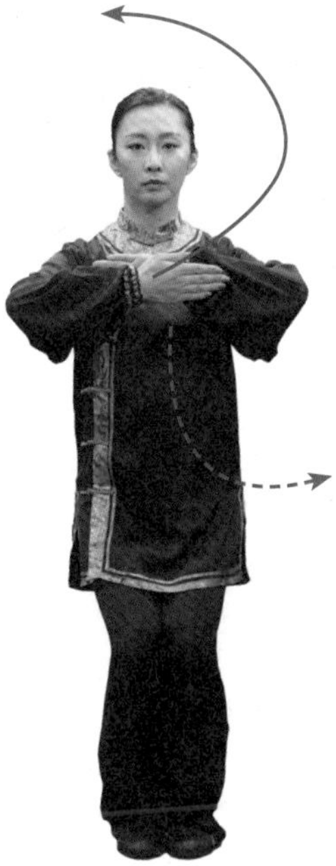

图27

两腿逐渐伸直，两掌横向摩运，左手随手臂内旋画弧按于身体左侧，右手掌画弧放于头部右上方，左右手相连好似阴阳鱼。眼睛向左平视。

图28

转头，右臂沉肘向右前方稍下按。目视右掌。

图27

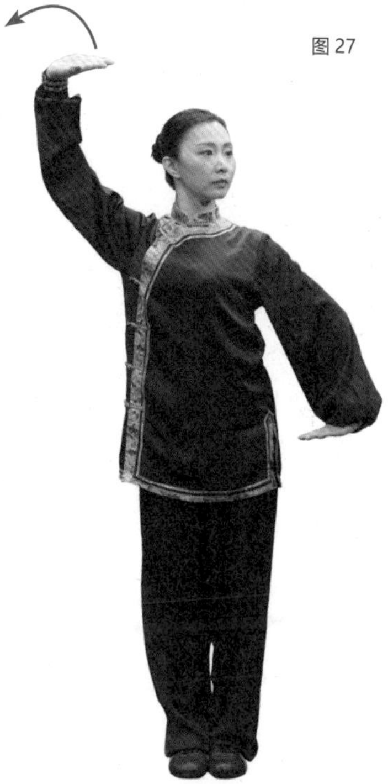

图28

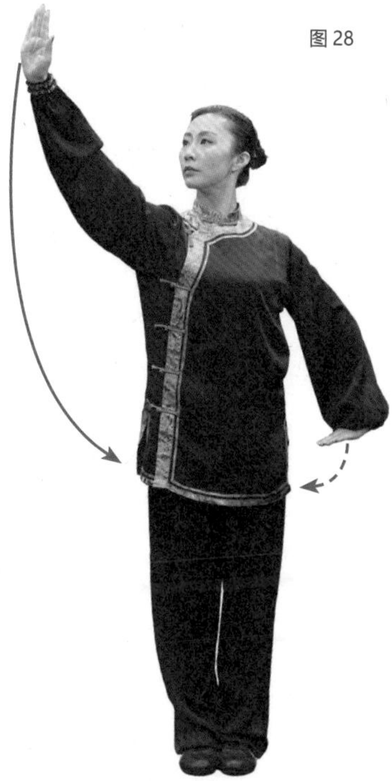

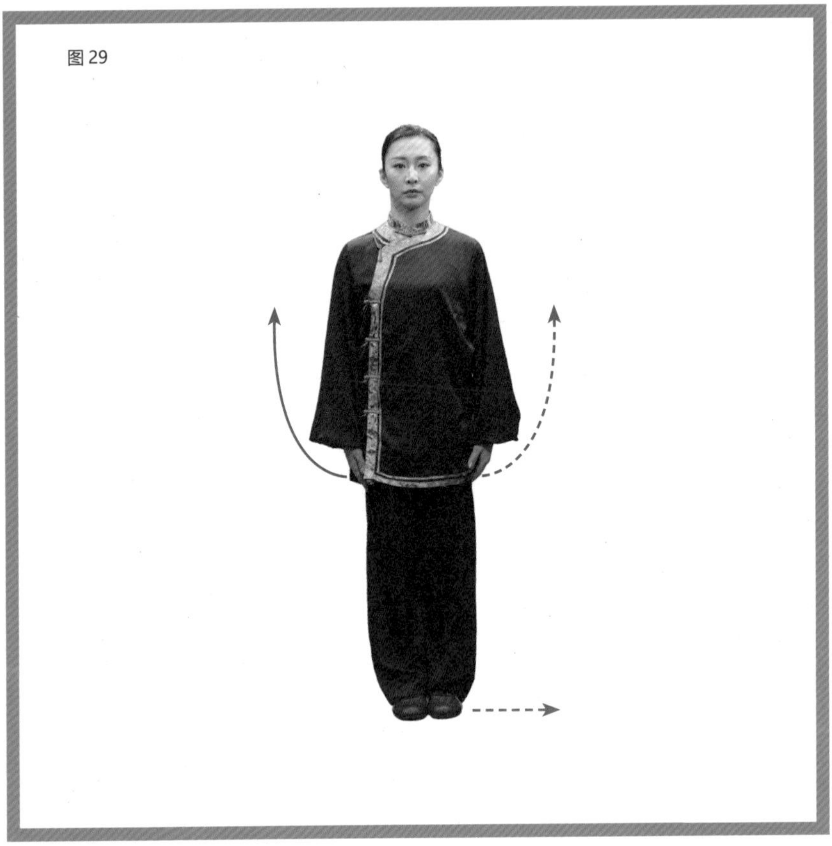

图 29

动作不停，左右臂缓慢收回，垂于身体两侧。目视前方。

要点

1. 呼吸时柔和缓慢，匀速呼吸。

2. 左右丁步上步摆掌时，以脊柱为轴，腰部带动手臂、双掌；收回胸前时，以无名指、中指、食指切脉。

易错点

1. 上步时跨步过大，身体重心过于倾向跨步脚，此时后脚跟没有充分着地。

2. 身体回撤时，跨步脚未翘脚。

纠正

1. 上步时，身体重心在支撑腿，以稳重迈步。由虚步变弓步时，两脚跟须踏实落地，尤其后脚跟不能拔跟。

2. 身体回撤时，重心要及时收回，脚尖自然翘起。

功效

左右丁步摆掌画圆过程中，手臂的运动轨迹与人体各脏腑气机的升降规律相吻合。手臂由下向上的圆形轨迹带动肺经向上宣发，增强肺部功能，改善咳喘等肺部不适症状。同时，以腰部为中轴带动脊柱的旋转，活络肾气，可以增强腰部力量，改善腰部血液循环，增强肾功能。

第三式　老骥伏枥

以左边动作为例，右边动作相同，方向相反，各做一次。

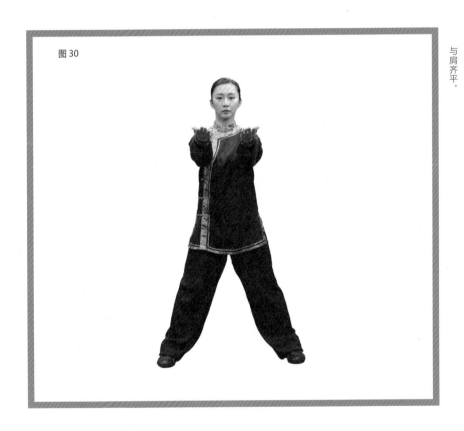

图 30

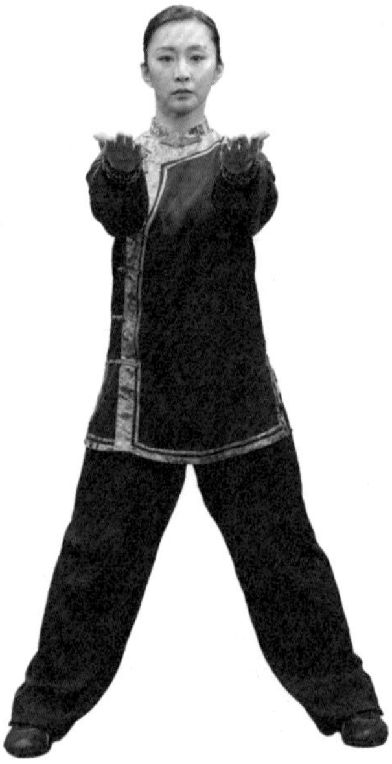

图 30

接上式。左脚向左开步，距离约为本人脚长的 2.5 至 3 倍。两手臂从体前直臂上抬，与肩齐平。

图 31

两掌握拳屈肘压至胸前，肘尖向下，拳高抵进下颌。目视前方。

图 32

两拳变掌随两臂内旋，向上抬起至头顶上方时，拳变掌，手臂伸直，两掌之间的距离略宽于肩。目视前方。

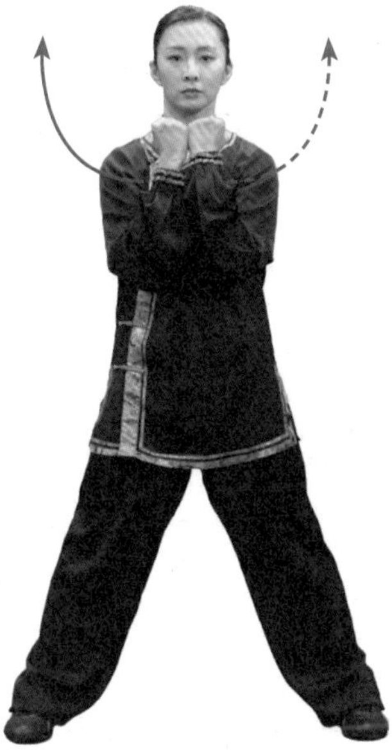

图 31

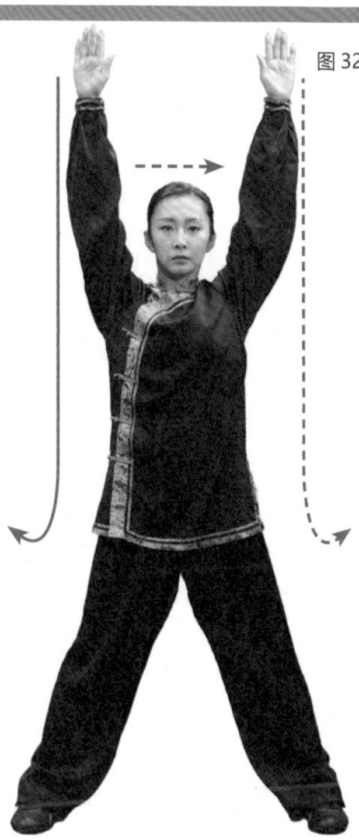

图 32

图 33

膝盖弯曲大约60度，下蹲。两掌逐渐变成勾手，勾挂于身体两侧后位，手臂伸直。

头部转向左边，目视正左方。

图 34

下肢不动，勾手变掌随双臂向前内合，掌背相对，掌尖朝下。目视前方。

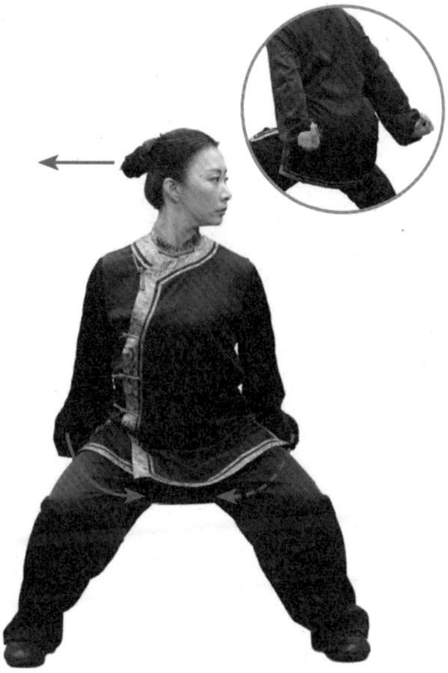

图 33

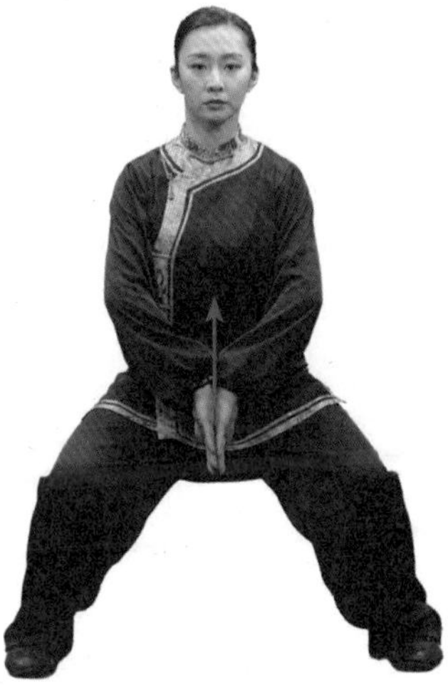

图 34

图 35

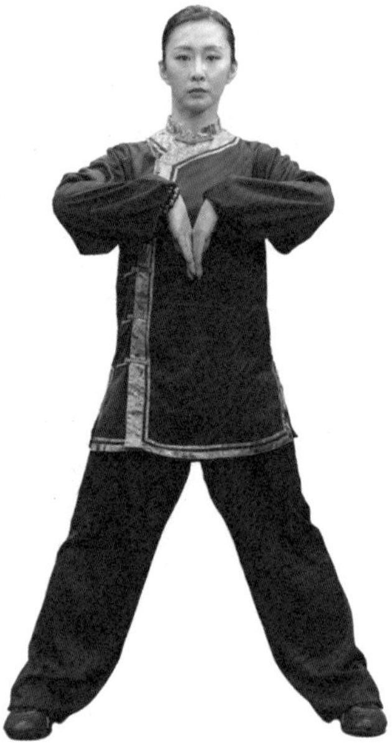

图 36

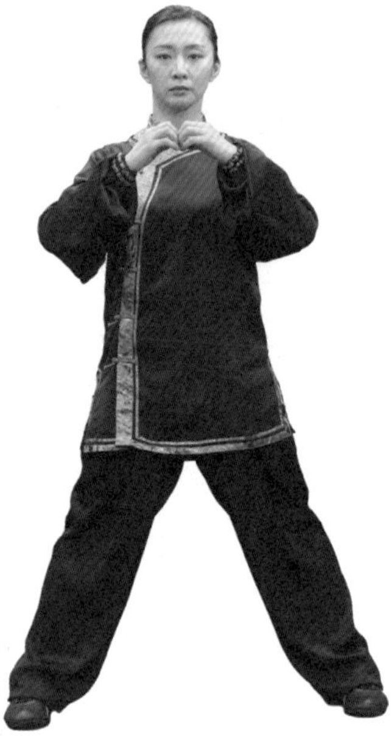

图 37

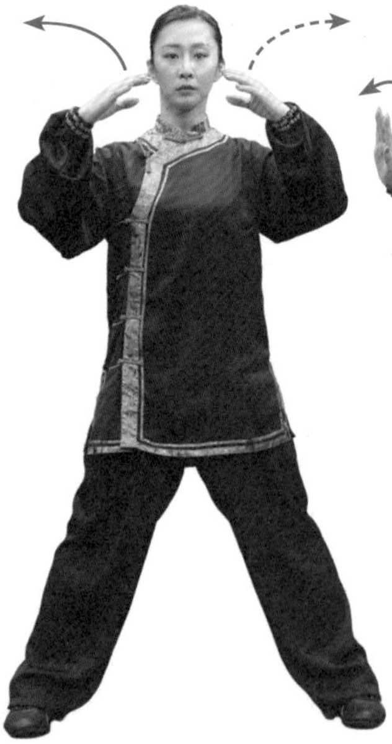

图 38

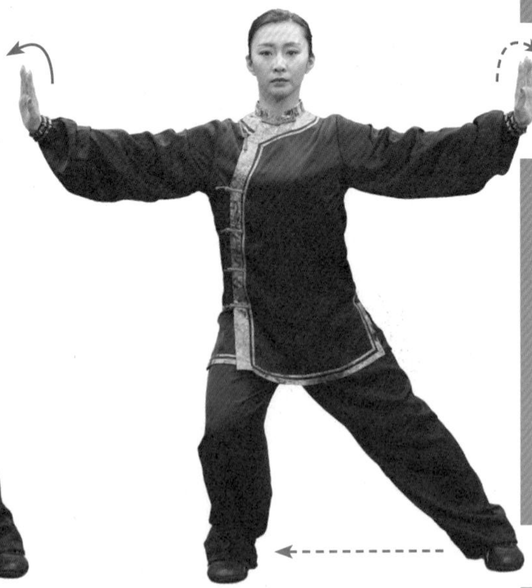

图 35

双掌沿身体正中线缓慢上抬，同时膝关节伸直，双掌抬至胸前位置。

图 36

手指依次叠腕弹指，直至掌根分开，掌心向下。

图 37

两掌顺势弹甲，外展经过面前。

图 38

两掌左右外展，弧线分开，同时重心渐移动到右腿。目视前方。

图39

收回左腿成并步，屈膝下蹲。立掌变水平缓慢下落。

图40

动作不停，两臂下落至体侧，同时，起身成并步站立。

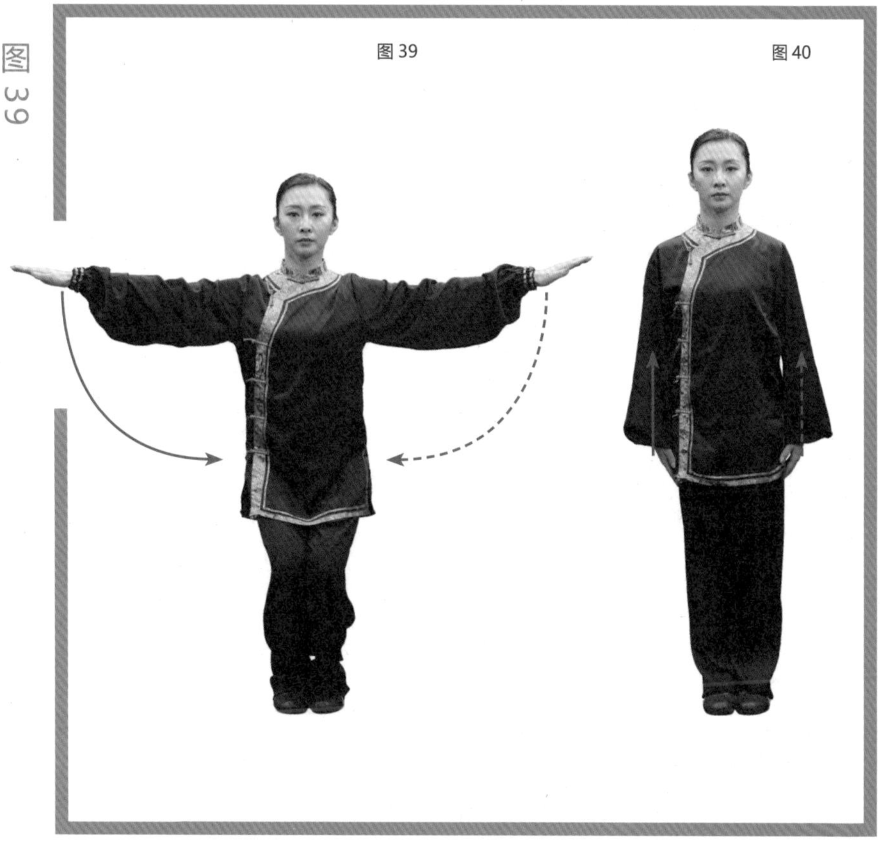

要点

1. 呼吸自然，深沉徐缓；动作柔和缓慢，且没有停顿。

2. 两肘相靠时要靠紧，压迫胸腔，且拳面与下颌相平。

易错点

下蹲时，出现跪膝动作，脚尖没有朝向正前方。

纠正

多练习马步的规范动作，脚尖朝向正前方，不要翘臀，收腹，上体中正，百会上领，避免出现跪膝现象。

功效

在两掌变拳的同时，“中冲点抠劳宫”动作有助于疏导经络。“以指代针”刺激穴位有助于清心降火，有益于增强心脏功能，对高血压、冠心病有一定缓解效果。通过启发和启动人体元气的正常运行，达到“阻者通之，瘀者导之”的健身效果。

第四式　纪昌贯虱

以左边动作为例，右边动作相同，方向相反，各做一次。

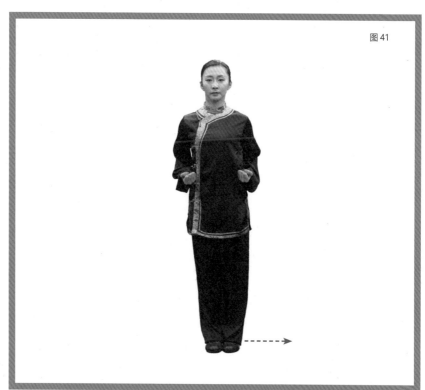

图41

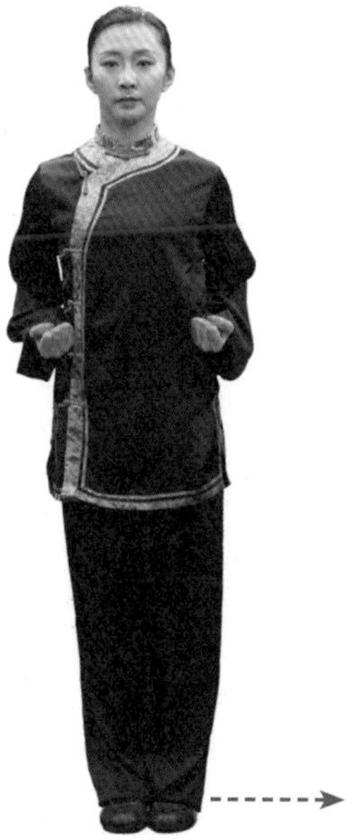

图41

接上式，两手握拳放在腰间。

图 42

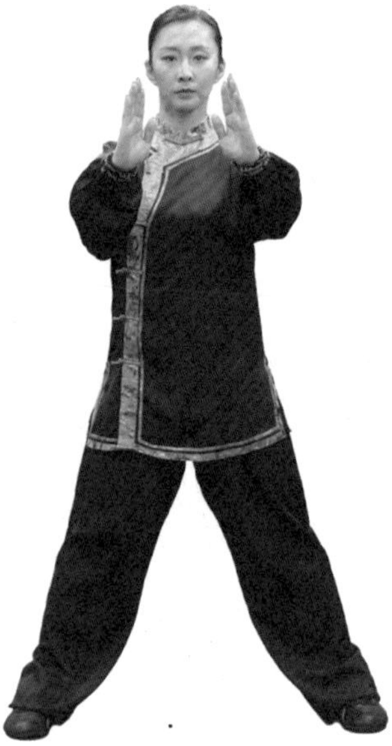

图 43

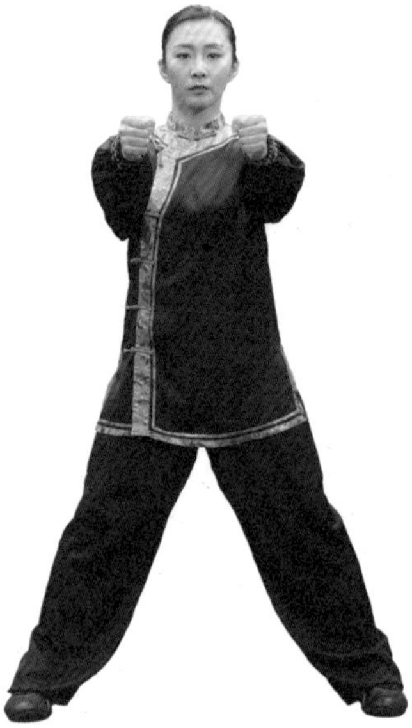

图 44

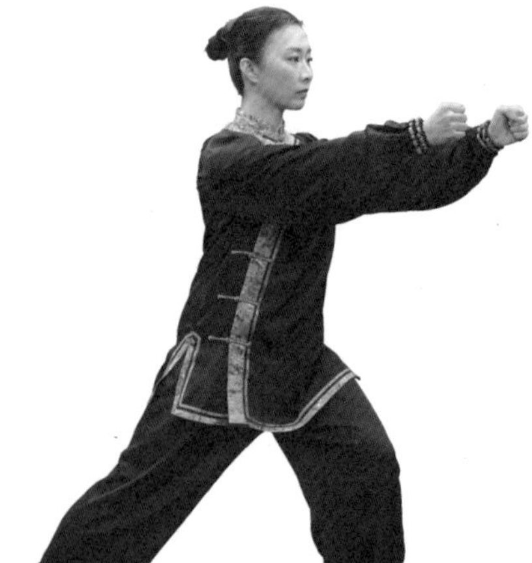

图 45

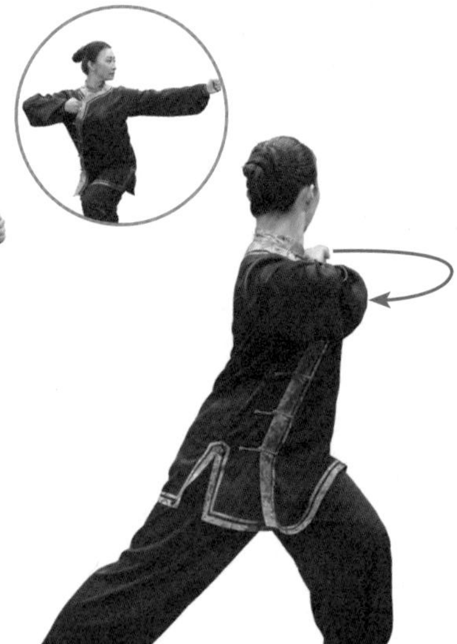

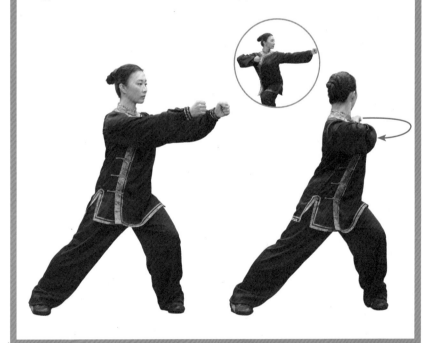

图 42

重心右移，左腿屈膝左开一大步，重心放于两腿之间，脚尖朝前。两拳变掌，坐腕向正前方推出。此时沉肩坠肘，肘关节伸直，两掌间距离与肩同宽。

图 43

两掌变拳，目视前方。

图 44

以腰为轴，身体向左旋转。左腿膝关节弯曲下蹲，左脚尖不动；右腿处于伸直状态，右脚侧向蹬地。双拳随着腰部转动摆到身体的后方，左右臂伸直，拳心相对。

图 45

右手与肩平，屈肘后拉，像拉弓射箭的姿态。眼睛看向左拳。

图 46

上体按原路线返回，向右转正，右脚脚尖朝前，重心逐渐移至右腿。同时，双手由拳变掌，随身体的摆动摆向正前方，掌心朝下。眼睛看向双掌间。

图 47

左脚并至右脚，膝关节逐渐伸直，两掌变拳收至腰间，拳心朝上。松静站立，眼睛看着正前方。

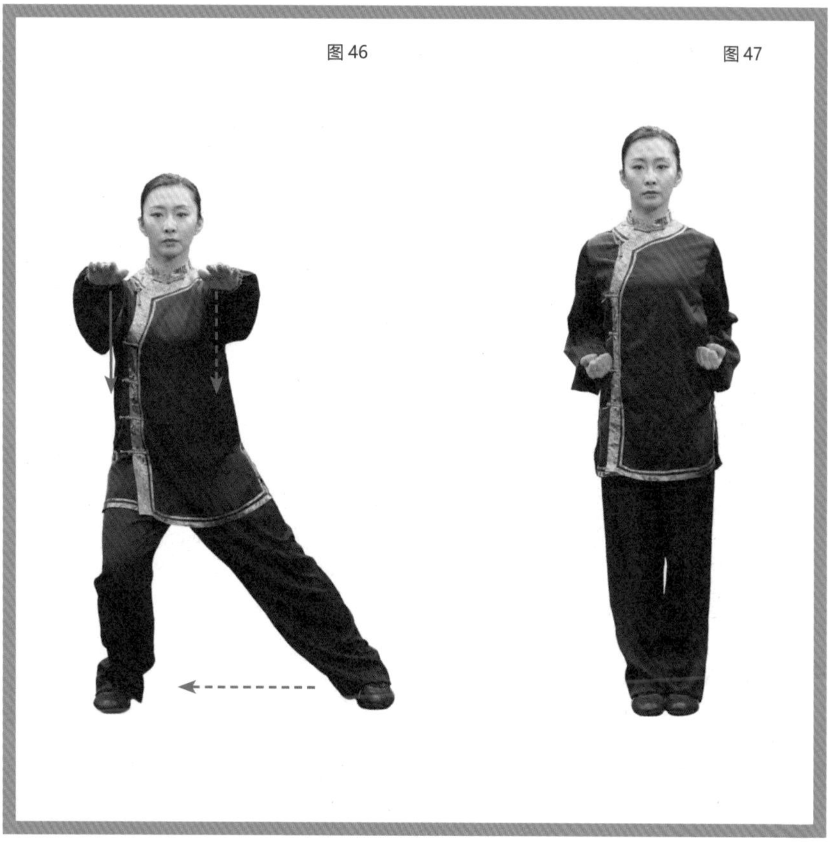

图 46　图 47

要点

1. 气息要随着动作的变化进行调整，匀速且缓慢。
2. 双手握拳时，需要瞬间点抠劳宫穴。
3. 身体以脊柱为中轴，在腰部的带动下进行左旋右转的动作。

易错点

1. 两掌前推时，两手的距离过近，且身体易前倾。
2. 身体左右转动时，脚跟侧蹬易拔起。

纠正

1. 两掌前推时，上体要保持不动，稳定重心，两掌心的距离约与肩同宽。

2. 在转体时，意念要在脚后跟上，体会脚后跟的拧转。

功效

“拉弓射箭”动作在展施过程中，胸腔可以随着“拉弓”的动作得到逐步舒展，肺部气机得以生发。“肺主一身之气”，肺部气机的调畅有利于全身之气调和顺畅，肺部机能的良好状态有利于人体整体状态向健康发展。另外，在脚跟侧蹬捻动涌泉穴的动作中，可以有效刺激足少阴肾经的源头——涌泉穴，可以帮助激活肾经之气，起到补充肾气、生精固肾之效。

第五式　躬身掸靴

以左边动作为例，右边动作相同，方向相反，各做一次。

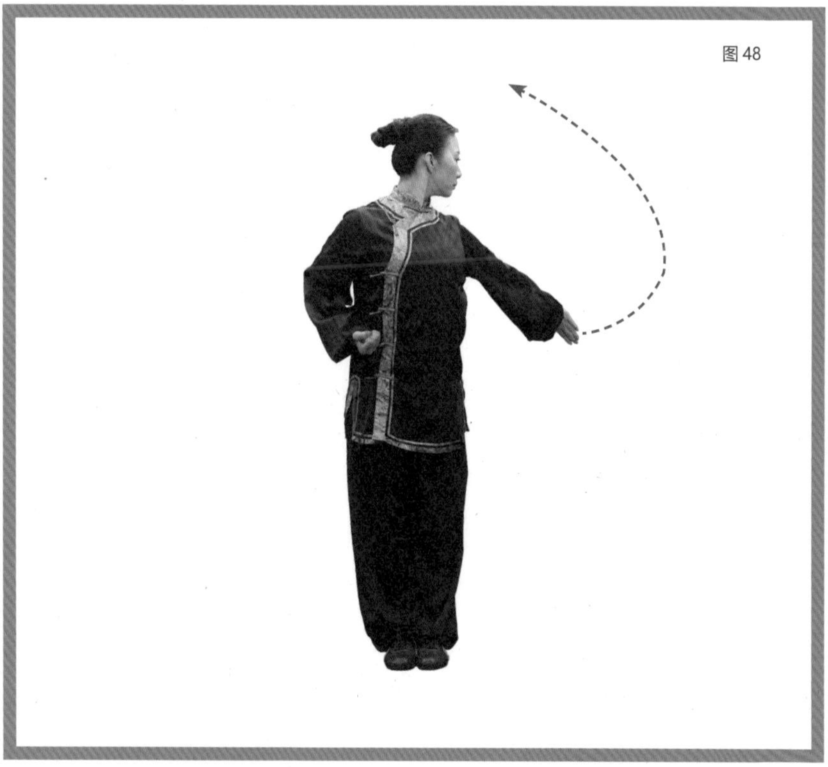

图48

图48

接上式。左手手型由拳变掌，左臂侧平举的同时手臂内旋，掌心朝上。右手握拳屈肘于腰间。

图 49

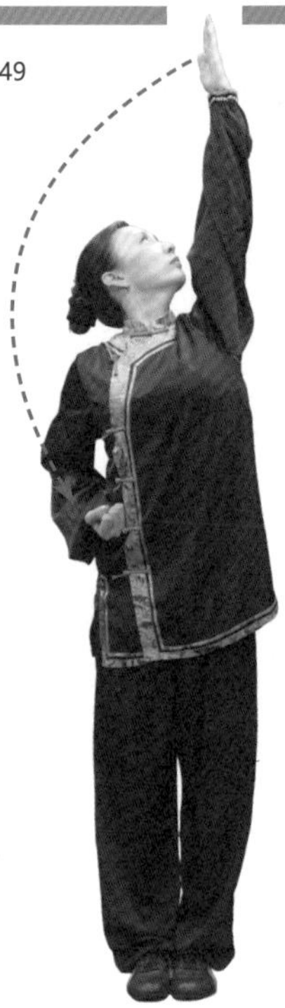

图 50

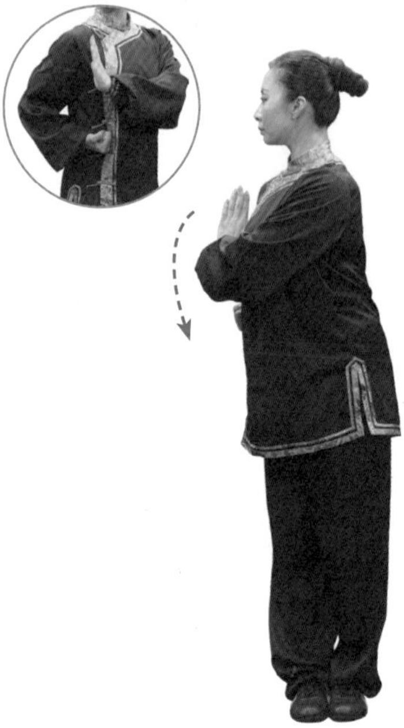

图 51

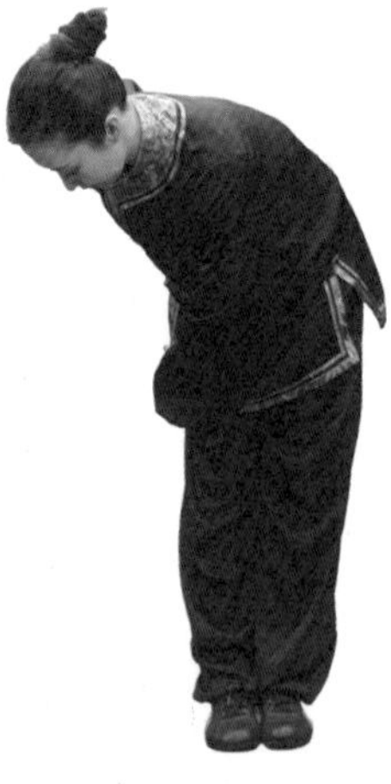

图 52

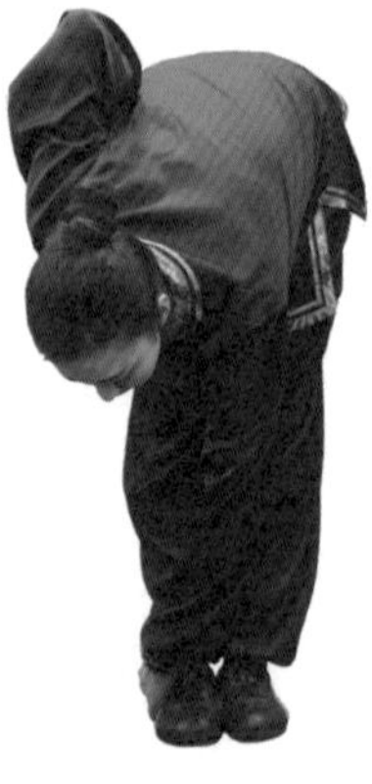

图 49
手掌继续向上摆动，举至头顶上方，此时掌心朝右。目视左掌。

图 50
左掌画弧摆至身体右侧，左掌落于右肩前，屈肘，立掌，掌心朝下按掌。上体逐渐弯曲。

图 51
俯身，掌根依次经右臂、右髋、右腿，并进行摩运。

图 52
摩运右脚踝，膝关节伸直，眼睛始终看着掌根，头微微上抬。

图 53

左手摩运脚面，自然放松。

图 54

左手向左侧拉开，离开脚面。

图53

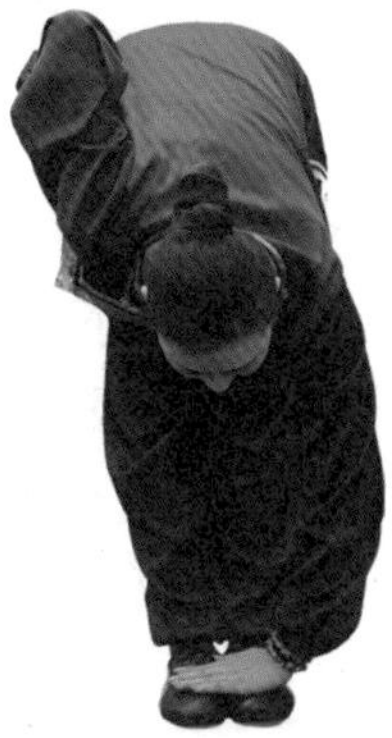

图54

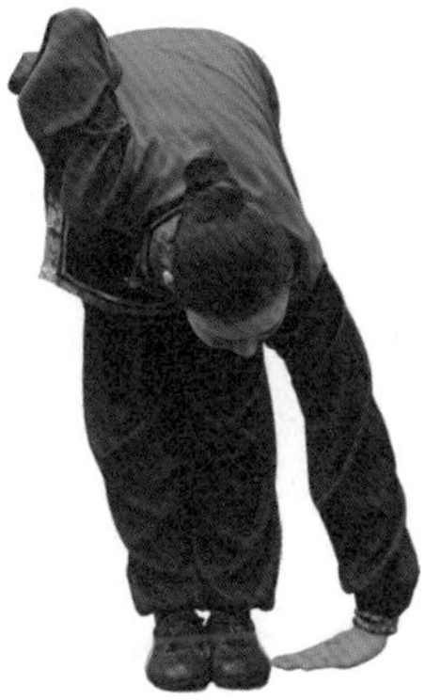

图 55

左臂外旋，掌心朝前。

图 56

左手握拳，拳心向前。

图55

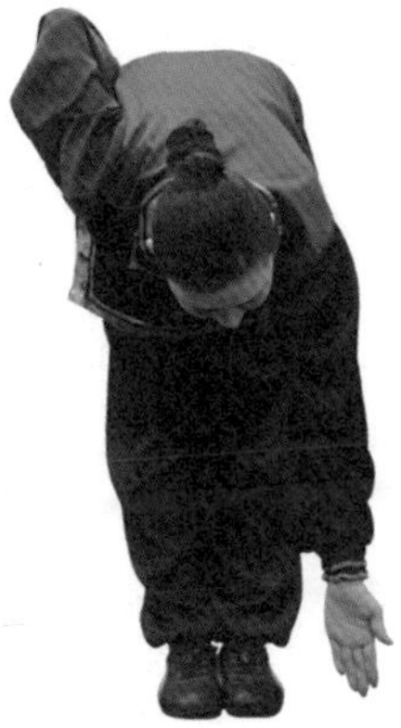

图56

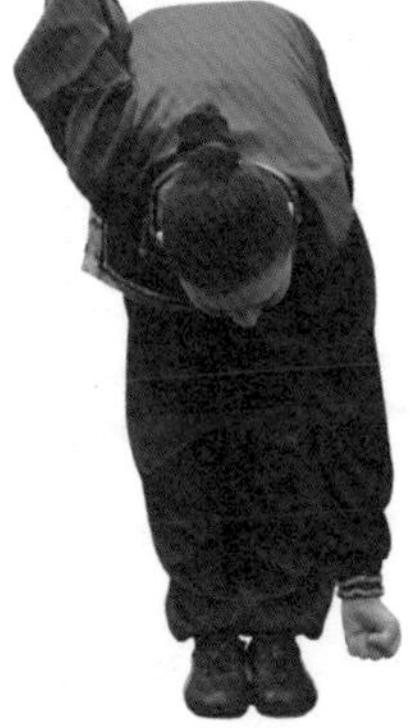

图 57

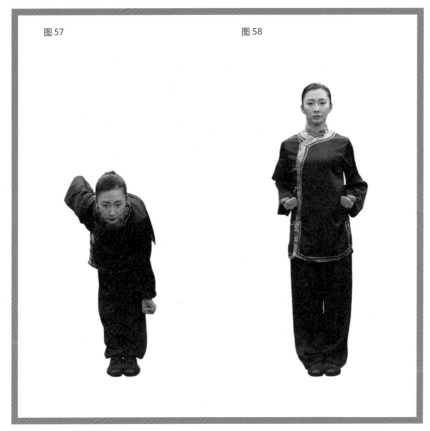

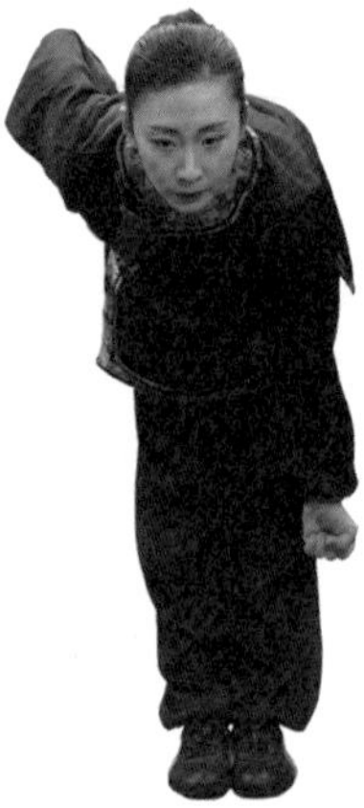

图 58

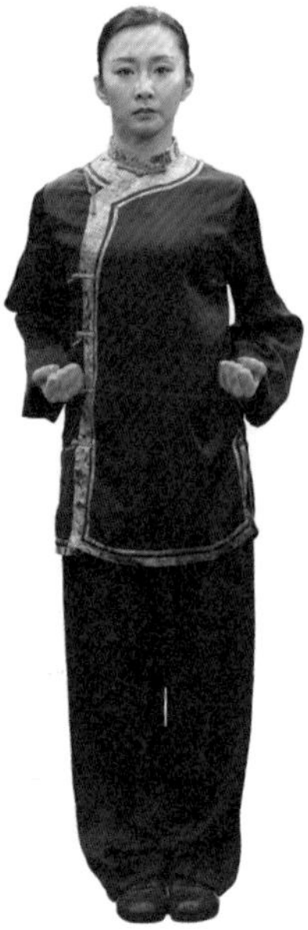

图 57 上体慢慢起身，抬头，以腰动带臂动上提。

图 58 双手抱拳，拳心向上，并步站立。

要点

1. 呼吸匀速且缓慢。
2. 躬身时，头部微微抬起。
3. 起身时，手部要贴合腿部向上抬起。
4. 注意手抠劳宫穴。

易错点

1. 转体摆臂时，手臂先内旋再外旋。
2. 躬身时，膝关节未伸直。
3. 掸靴时，手未触及脚面。

纠正

1. 对于手臂的内旋再外旋动作，可以单独练习，而后再结合转体摆臂动作合并练习。

2. 躬身时，可根据自身体能来决定躬身的幅度，但膝关节要伸直。

3. 掸靴时，可根据自身肌体柔韧性量力而行，逐步达到手触脚面的躬身幅度。

功效

督脉位于人体腰背正中位置，总领全身阳经气血与男性的生殖系统。在练习向下打躬动作时可以刺激到位于腰部和脊柱正中的督脉，因此经常习练本招式，可起到滋养肾阴、温补肾阳、纳气归肾、固肾壮腰、健脑增智的作用。

第六式　犀牛望月

以左边动作为例，右边动作相同，方向相反，各做一次。

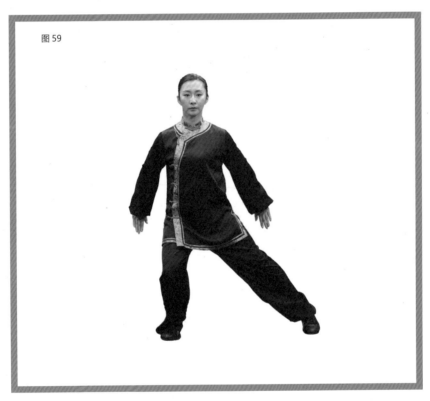

图 59

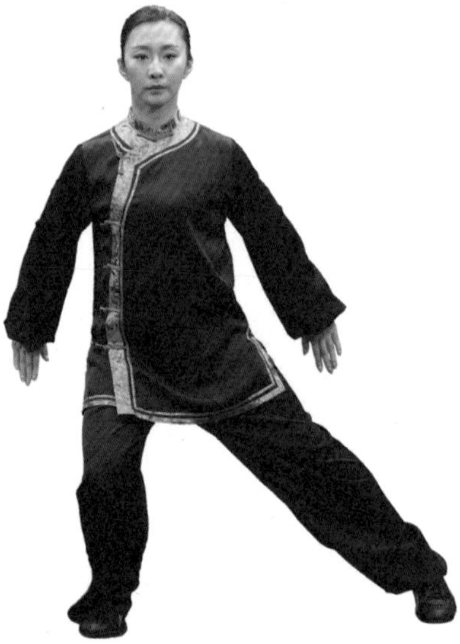

图 59

接上式。两膝微屈，重心下沉。重心移至右脚，左脚向外开出一大步，脚尖向前。两拳变掌，后展内旋，掌心朝后，坐腕后撑，向身体侧后下按。

图 60

重心左移，过渡至两脚之间。目视前方。

图 61

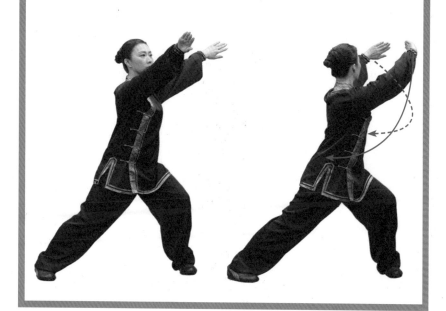

身体左转，手臂摆至头顶斜上方，抖腕亮掌，双掌上撑。

图 62

手指相对，两臂撑圆，掌心朝侧上方，眼看左手方向，好似望月的姿态。

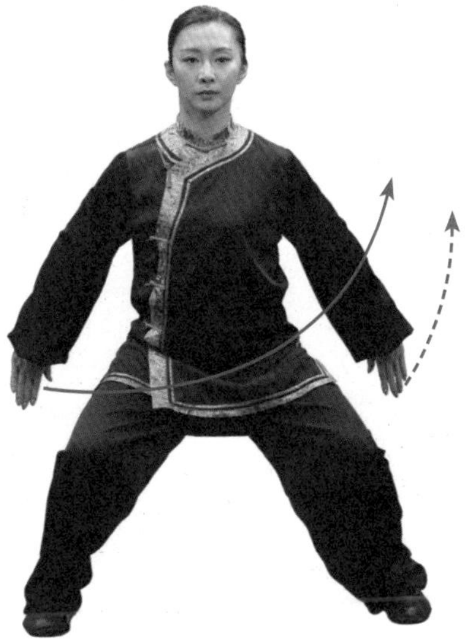

图 60

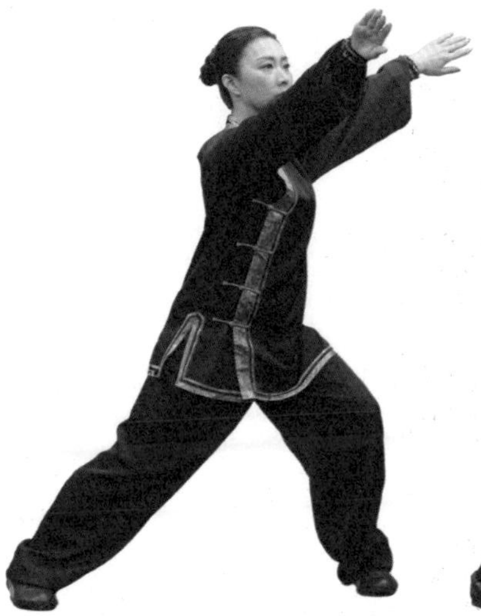

图 61

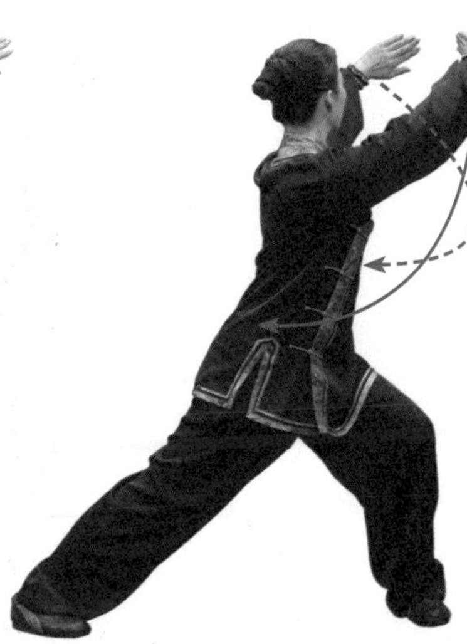

图 62

图 63

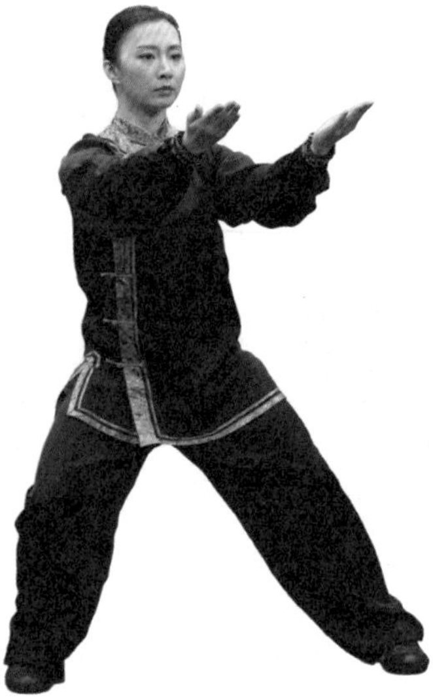

图 64

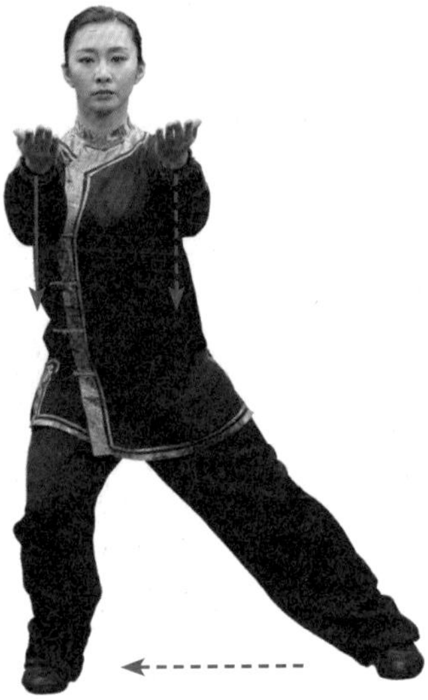

图 63

身体右转，翻掌，掌心向上，两臂外旋摆至身体正前方，手臂伸直。眼睛看着双掌。

图 64

身体缓慢将重心转移到右脚，右脚脚尖朝前，两掌心向上，而后翻掌，掌心向下。

图 65

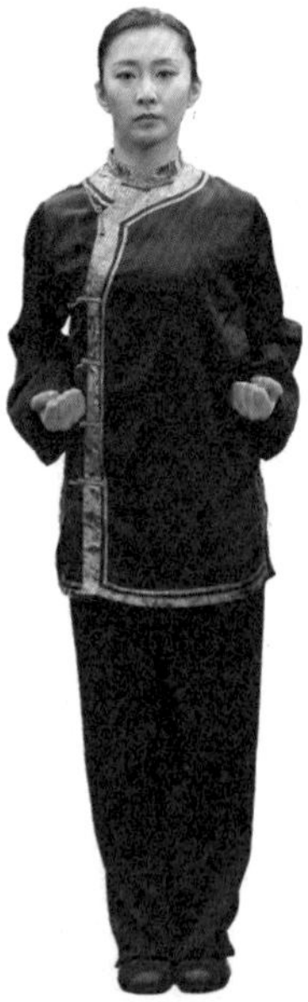

图 65

左脚向右脚并拢，屈膝逐渐伸直，双掌由胸前收至腰间变拳，拳心朝上。目视前方。

要点

1. 呼吸均匀柔和。

2. 在双手坐腕后撑移动身体重心时，两手放松，不要紧张。

3. 双手过头抖腕时，手臂摆放于头部的左右侧前方，掌指相对，手臂撑圆。

4. 动作始终匀速缓慢，上下肢协调一致。

易错点

1. 开步时，两手未坐腕后撑。

2. 转体侧蹬时，踝蹬脚的腿膝关节未伸直，脚跟未拔起。

3. 屈蹲时，脚尖未保持向前，上体不中正。

4. 两掌上摆至头前侧上方时，两臂未呈弧形。

5. 未抖腕亮掌。

纠正

1. 可以单独练习两手坐腕后撑的感觉，再结合开步练习。

2. 转体侧蹬时，踝蹬脚的腿膝关节要伸直，脚跟要蹬实。

3. 屈蹲时，重心就在屈蹲腿上，百会上领，上体中正。

4. 两臂肘关节弯曲可以成弧，可单独练习，再合并规定动作一起练习。

5. 上下、内外旋臂的动作抖腕亮掌，可以单独练习，再合并规定动作一起练习。

功效

此动作在转颈旋腰过程中能够有效松解活络颈肩部位的肌肉和软组织，缓解颈肩部位僵硬、疼痛等不适症状；手臂和足部的动作可以牵拉到手足三阴、三阳经脉，有助于强心益肺，通调三焦，润肠化结。

第七式　芙蓉出水

以左边动作为例，右边动作相同，方向相反，各做一次。

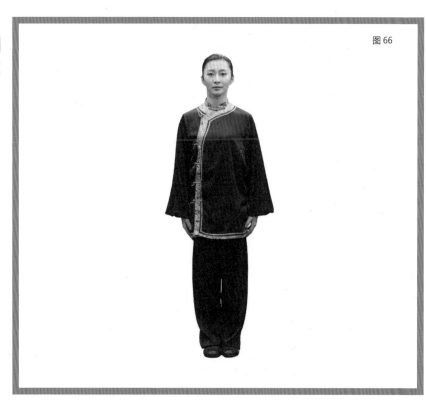

图 66

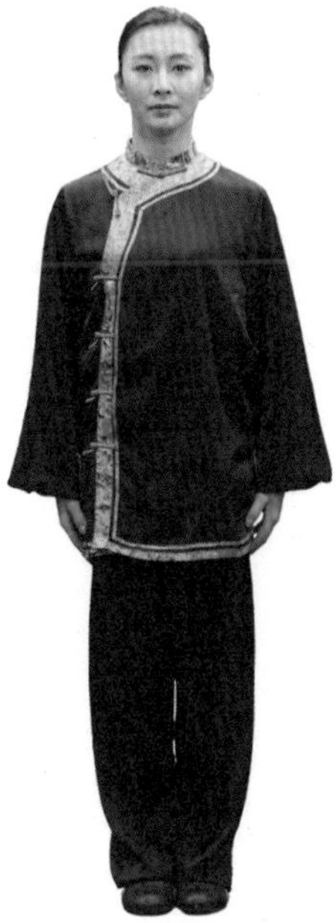

图 66
百会上领，身体中正。

图 67

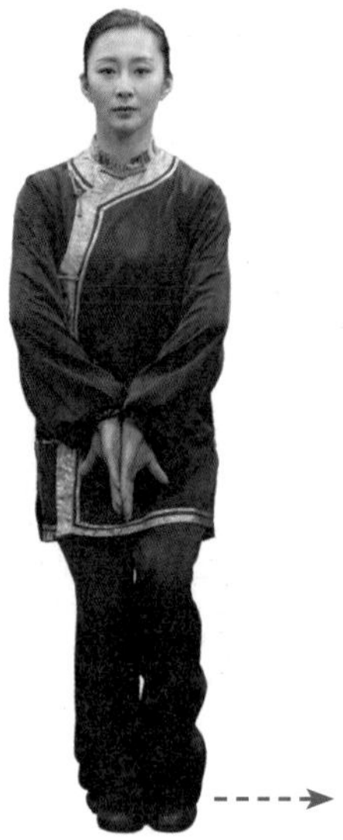

图 68

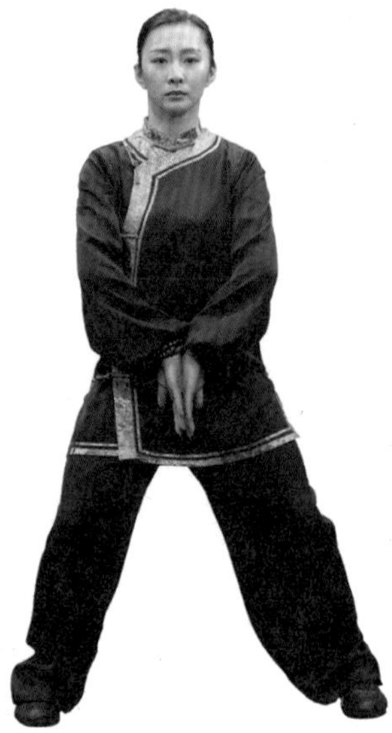

图 69

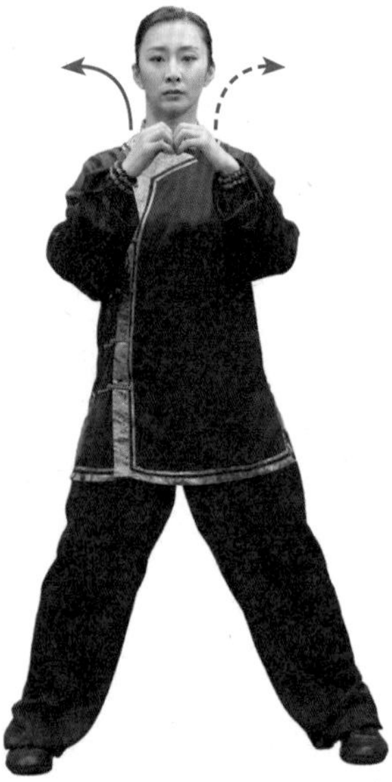

图 70

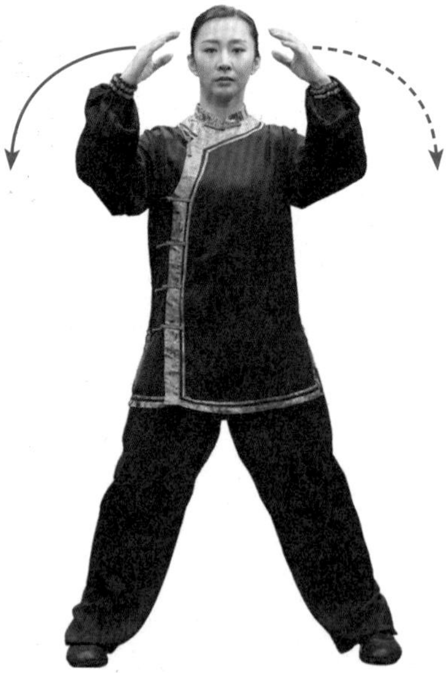

图 67

接上式。屈膝下蹲，两掌掌背相对，指尖朝下，置于腹前。目视前方。

图 68

屈腿，左腿向左开一大步，稍宽于肩，重心逐渐调整至两腿之间。

图 69

起身，两手背上引至颌下，手指相靠，依次卷曲第一指骨、第二指骨、第三指骨，指尖相对，顺势弹甲。

图 70

两手经过面前，上举，左右外展分开。

图 71

两臂由头顶前上方外展打开，至侧平举，掌心朝上。眼睛看向前方。

图 72

身体左转，重心放在左脚，屈左腿；双掌变拳，左拳向右下摆动，右拳向前摆动，与肩平。眼睛看向右拳。

图 71

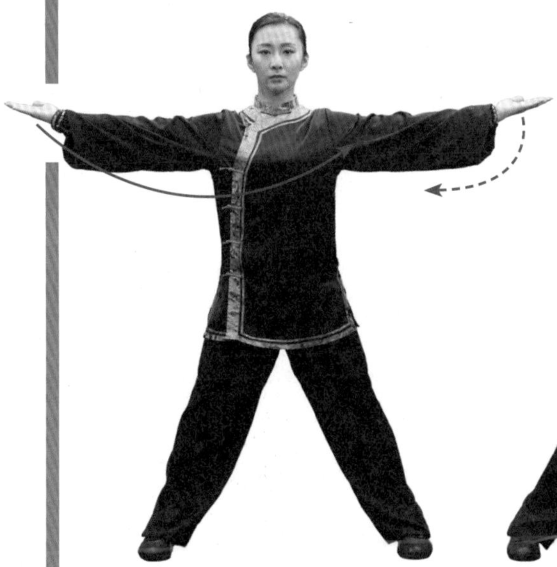

图 72

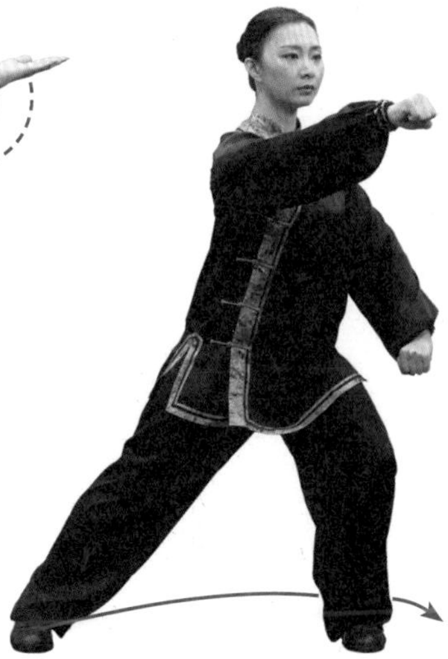

图 73

右脚后撤，右拳收回屈肘与肩平，拳心朝下，左拳翘腕，拳眼朝后。眼睛看向左前方。

图 74

插步下蹲成盘根步，左拳于盘根右脚跟旁，右拳于右肩齐。眼向左平视。

图 73

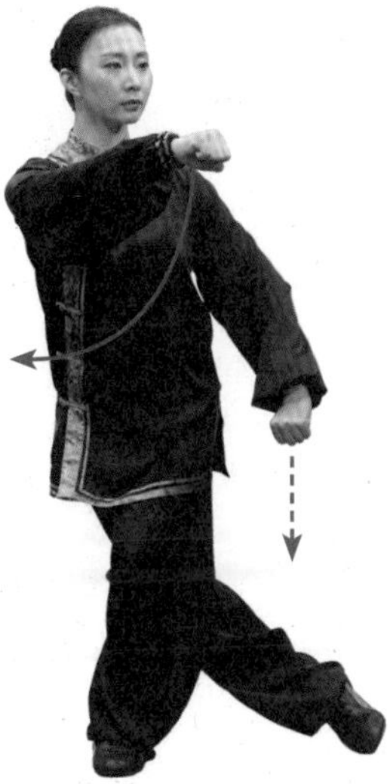

图 74

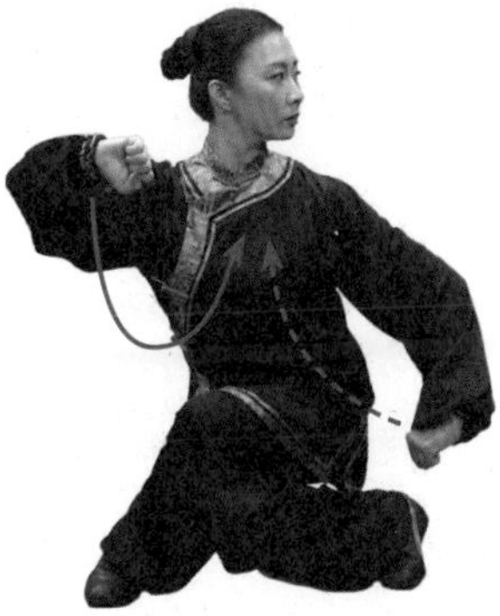

图 75

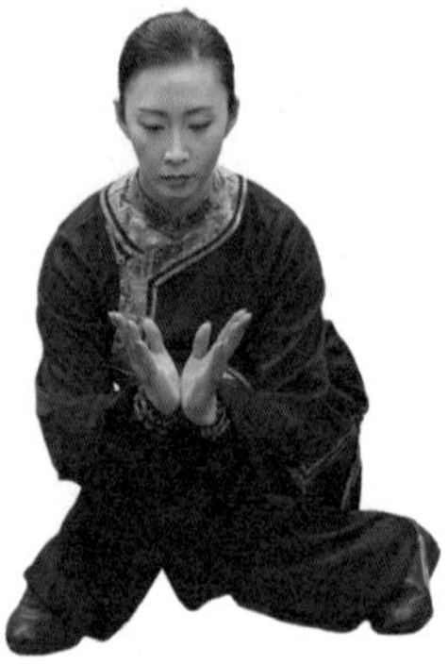

图 76

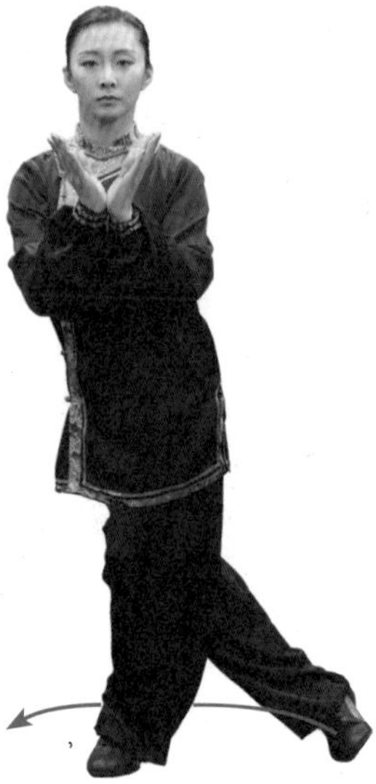

图 77

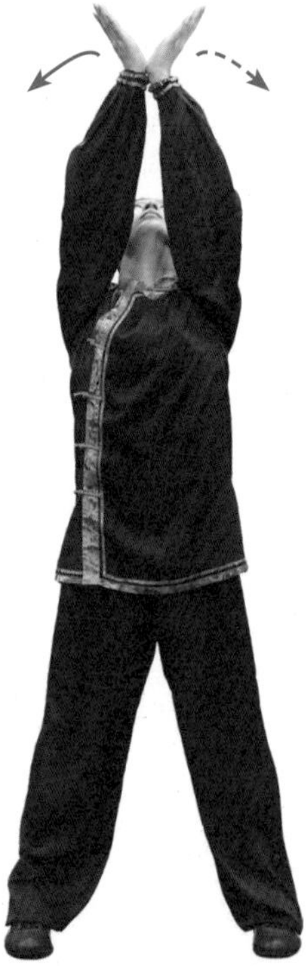

图 78

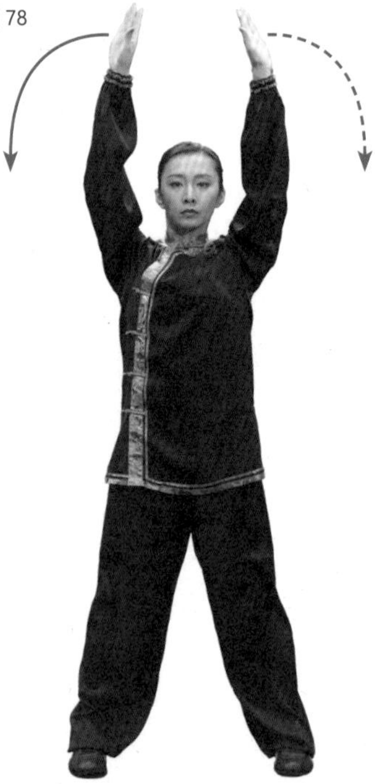

图 75

盘根势，两拳变掌合于胸前，掌根相靠，手指向两侧张开，似手捧莲花。

图 76

起身，双手并腕，向上托起。眼睛看向手指。

图 77

起身，右脚向右开步还原，稍宽于肩；两掌并腕，上托至最高处，手掌外旋。目光向上，看向双掌。

图 78

旋臂，双掌掌心向外，从头上向两侧下落。目视前方。

图79 图80

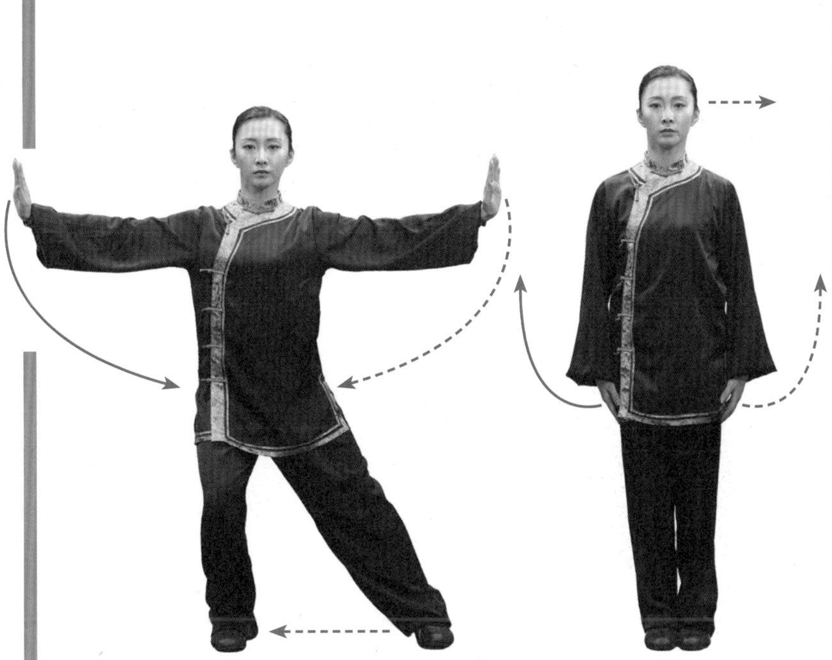

图79 当两臂平展下落至两侧与肩水平时，重心移动到右腿上。

图80 收左脚，并步，同时，两臂垂落于体侧。松静站立，目视前方。

要点

1. 动作缓慢匀速，上下肢协调柔和不僵硬，动作连贯不停顿。

2. 在做盘根步动作时，要因人而异，适度而行，柔韧性较差的可以减小动作幅度。

易错点

1. 盘根步两手握拳侧拉时，胸前手拳心未向前。

2. 胯旁手拳眼未向后。

3. 两掌上托时，掌根未相靠。

纠正

1. 大小臂相叠，两拳心向前于胸前向两侧对拉，这个动作可以单独练习，体会两拳在胸前侧拉的感觉。

2. 在练习动作过程中，意念要注意跟随动作行至规定位置。

3. 两掌上托时，意念留于掌根相靠。

功效

双腿下蹲成盘根步，能够对分布在腿内侧以及胸腹部的足三阴经进行刺激按摩。由于足三阴经的循行方向是从足走腹至胸，主导足部、腹部不适，因此，此动作经常练习有益于和胃健脾、疏肝利胆。

第八式　金鸡报晓

以左边动作为例，右边动作相同，方向相反，各做一次。

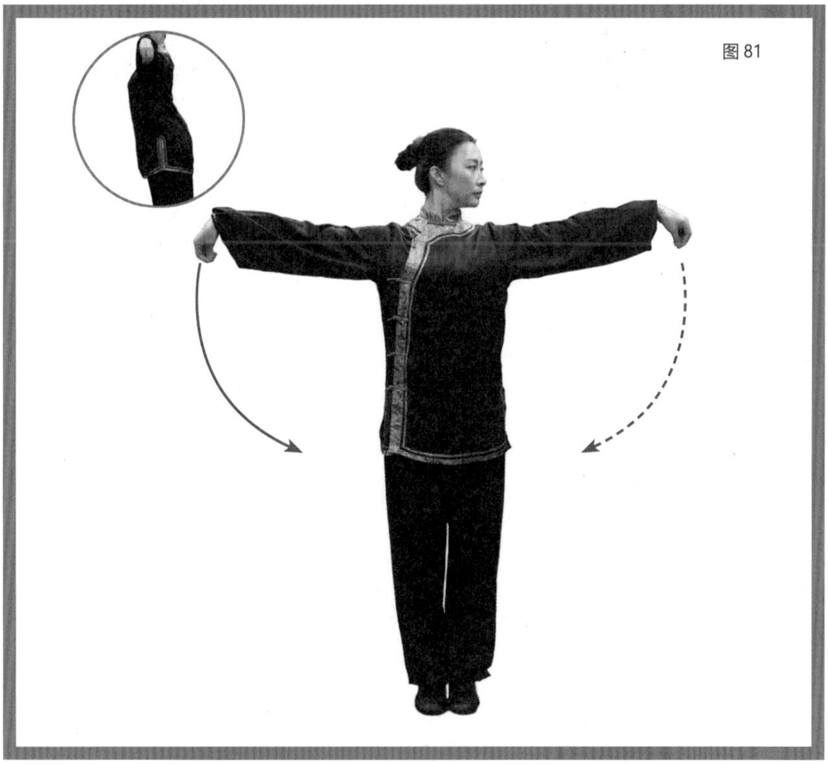

图 81

接上式。双膝伸直，脚跟提起，两臂弧形上抬成侧平举，两手手型渐次成勾手，头部转向左侧。

图 82

脚后跟着地，屈膝下蹲，勾手变掌坐腕，按于身体两侧，手指朝前。目视前方。

图 83

双掌于腹前变为勾手，随身体起身，渐次上举。眼睛平视前方。

图 84

左脚向后上抬，左腿膝关节处向后折叠，双臂高举，勾手，手臂伸直，身体略呈反弓形。

图 85

左脚下落，与右脚并拢。两手由勾手变掌并下按至胸前，两掌之间的距离与肩同宽，指尖朝前。双手下按时，双膝微屈呈半蹲状。

图 82

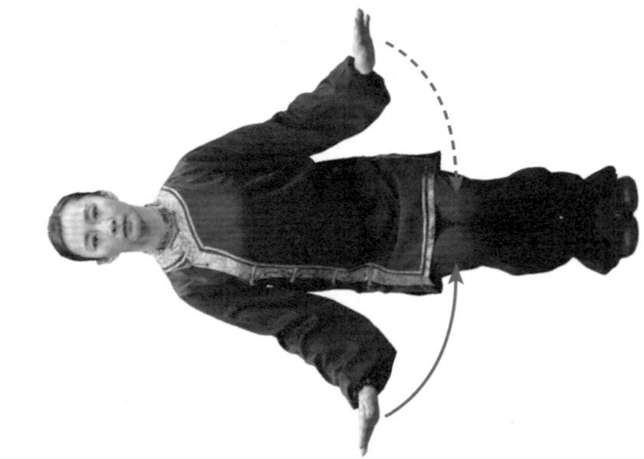

图 83

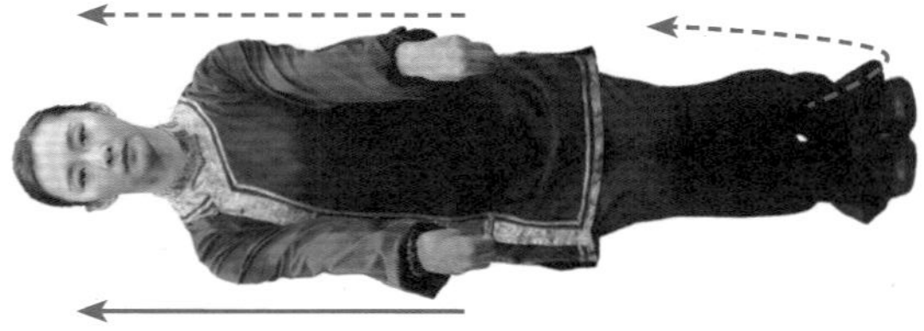

图 84

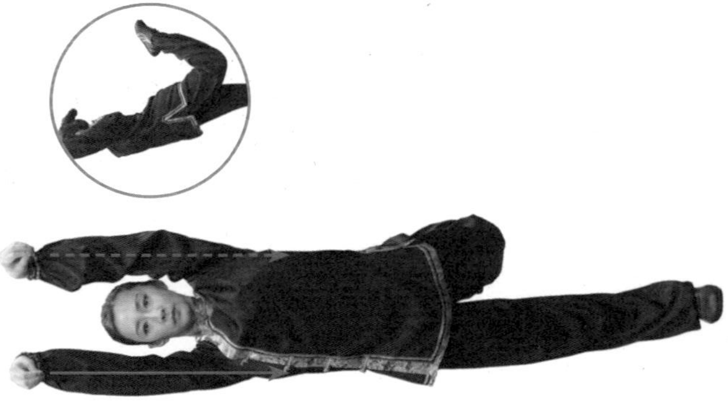

图 85

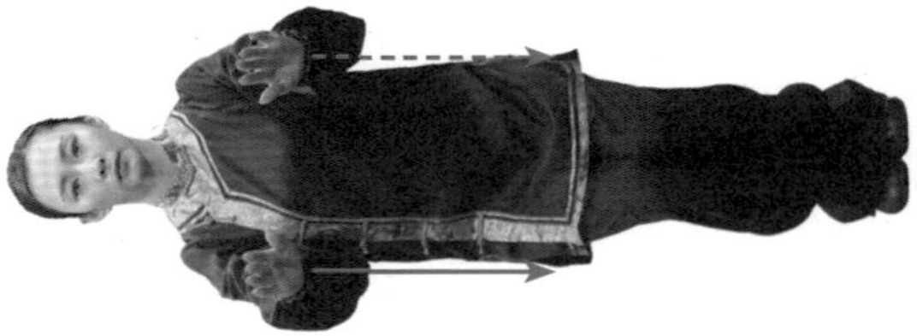

图 86

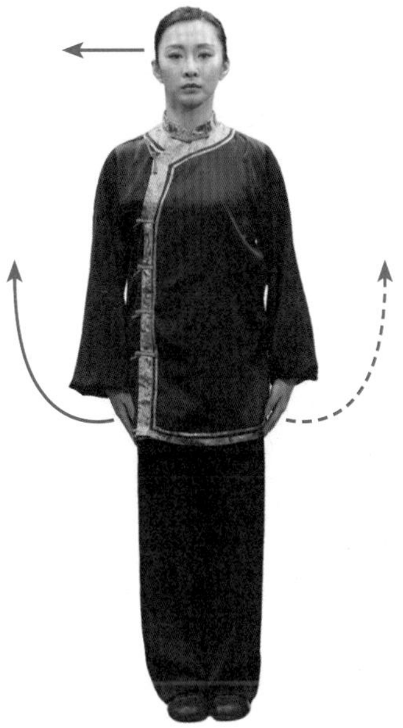

图 86 动作不停，起身，掌变勾手，两臂侧举稍高于肩，然后弧形按下置于体侧。目视前方。

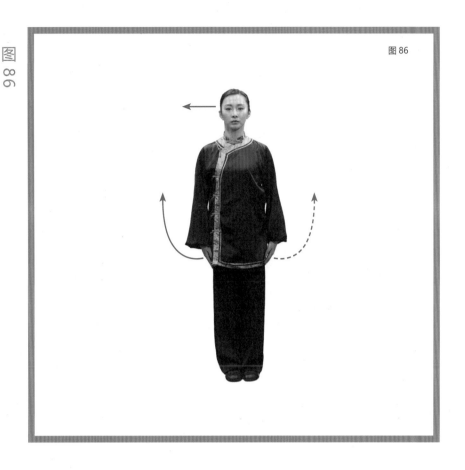

要点

1. 动作开始前要调整好呼吸。呼吸要均匀、缓慢悠长。

2. 动作协调不僵硬，身体随着吸气渐次提肛收腹；提踵时，脚跟尽力离开地面，提得越高越好。

3. 单脚站立时，注意保持身体稳定，避免摔倒受伤。

易错点

1. 做勾手侧摆动作时，腕、肘、肩三者不在同一平面。

2. 屈膝，手掌下按过程中，两膝没有相靠。

3. 双臂后伸时，身体未呈反弓形。

4. 脚部向后上抬时，脚底未朝上。

纠正

1. 勾手侧摆时，不转头。练习用眼角余光注意腕、肘、肩部，使三者处于一条直线上，而后再结合规定动作练习。

2. 两膝相靠，可单独做并腿的膝关节屈伸练习，再结合规定动作学练。

3. 图 85 身体反弓时，要多做挺胸塌腰的练习。单体势动作掌握了，再结合其它动作一起练习。

4. 单脚支撑，另一脚向后抬起，能提高身体平衡和柔韧能力；可根据个人身体条件逐步提高后抬脚幅度。

功效

涌泉穴，位于足前部第 2、3 趾趾缝纹头端与足跟连线的前 1/3 处，有着肾经第一穴位之称，好似全身精气运行的开关，起到运行全身精气的作用。本式在做单脚站立、脚部后抬动作时，可以对涌泉穴进行按压刺激，促使肾精更加充沛，改善人体的血液循环，起到滋阴补肾的健身效果。

第九式　平沙落雁

以左边动作为例，右边动作相同，方向相反，各做一次。

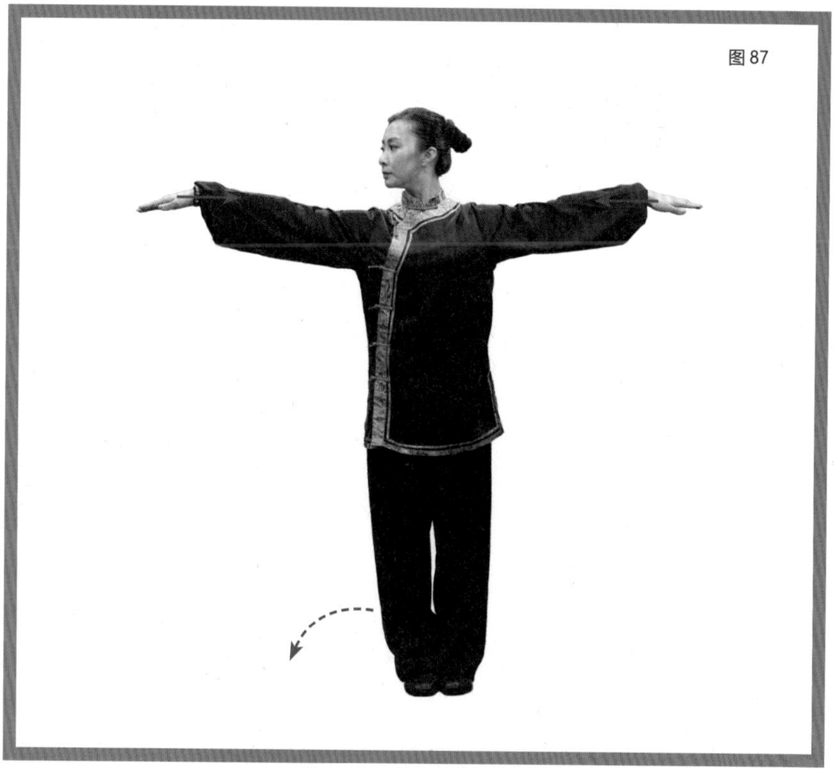

图 87

接上式。两腿膝关节伸直，双臂侧平举。头部右转，眼看右掌。

图 88

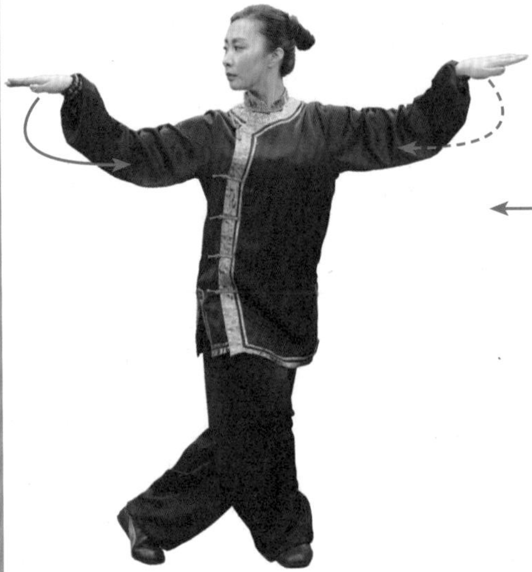

图 89

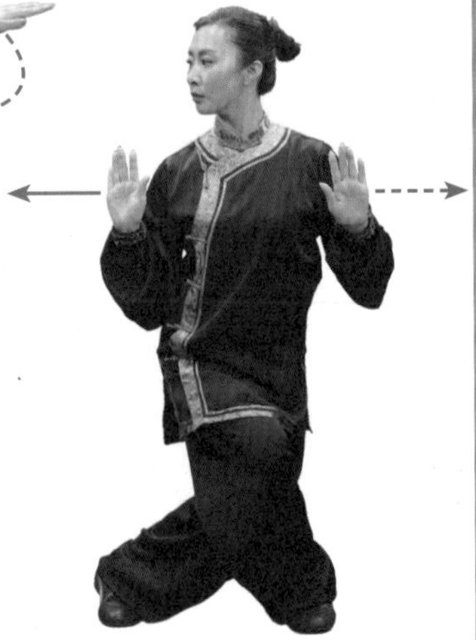

图 90

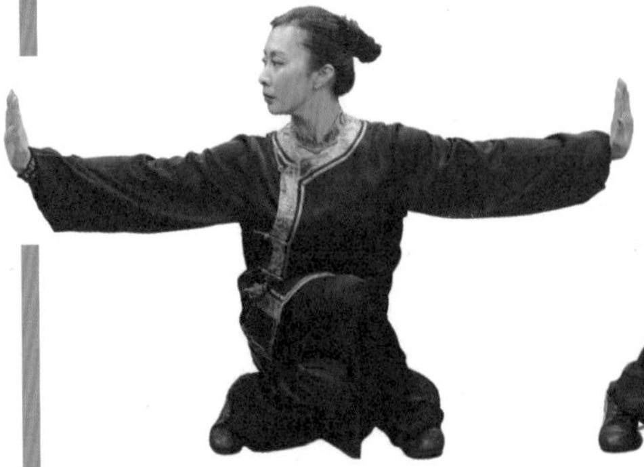

图 91

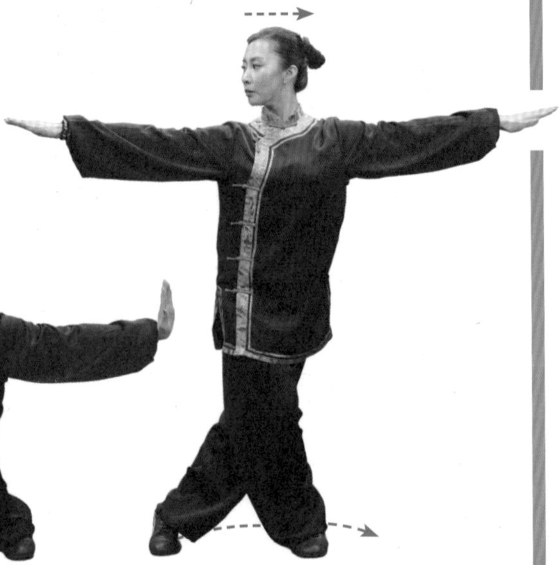

图 88

左脚向右脚右后方插步，呈盘根步。双臂屈肘呈弧形内收。

图 89

两肘沉落，两掌收回到肩下方，立腕立掌。

图 90

随身体下蹲，两臂伸直，立腕向两侧推出。眼睛看向右掌，掌心朝外。

图 91

膝关节伸直，起身，左步撤回，腰背挺直，手臂于身体两侧伸平。

图92 左脚撤回，并步，屈膝。目视前方。

图93 起身，两臂向体两侧缓慢垂落。目视前方。

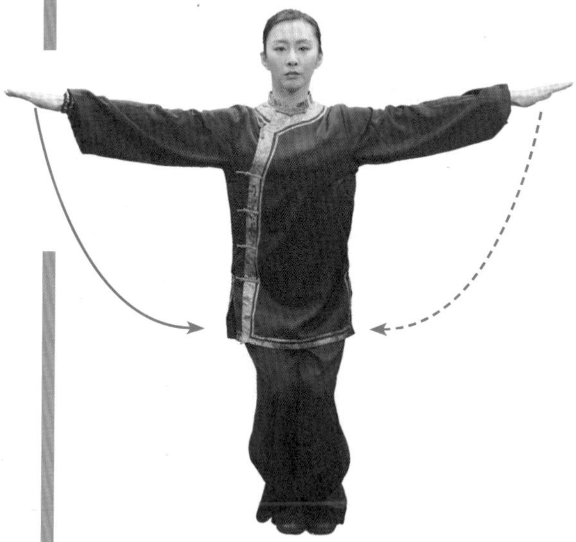

图92

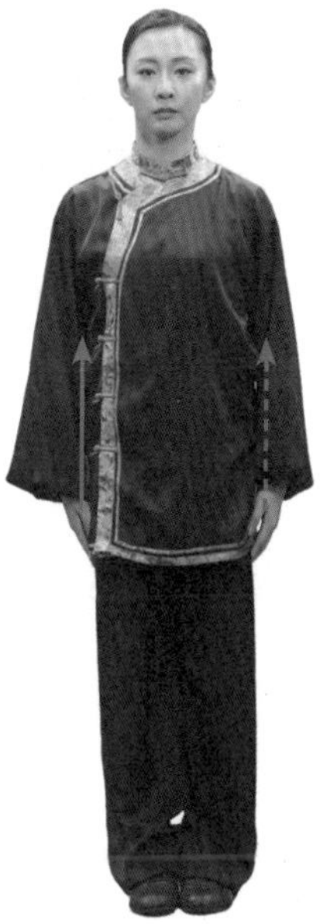

图93

要点

1. 匀速呼吸，深沉且缓慢。

2. 双臂于身体两侧抬臂时，要以腕关节顶端为引领向上抬，最高处与肩齐平。

3. 插步，沉肘时，双掌掌心朝下，指尖朝侧外。

4. 进行盘根步练习时，要根据个体身体条件区别对待，身体柔韧度不足的可以适当调整下蹲动作幅度。

易错点

1. 两臂侧摆时未与肩平。

2. 在进行盘根步合并两掌侧推动作时，要注意沉肩、伸肘、坐腕、翘指等动作幅度。

纠正

1. 两臂侧摆，先不转头，用眼角余光注意两臂的水平，而后，再结合规定动作习练。

2. 沉肩、伸肘、坐腕、翘指是系列连贯的动作，可以单独练习，以体会它们的动作规范，而后，再结合盘根步进行学练。

功效

双腿下蹲成盘根步，能够对分布在腿内侧以及胸腹部位的足三阴经进行刺激按摩。由于足三阴经的循行方向是从足走腹至胸，因此，此动作经常练习，有助于通调足三阴瘀滞之气，有强健脾胃、疏肝利胆之功效。

此招式在模仿飞鸟翅膀上抬与下落的过程中，可以对劳宫穴起到牵拉按摩的作用。劳宫穴位于中指及无名指往下延伸交会的凹陷处，属手厥阴心包经。因此，经常习练此式，可以起到通调心包经经气，有提神醒脑、清心安神、助睡眠、舒缓心情等功用。

第十式　云端白鹤

以左边动作为例，右边动作相同，方向相反，各做一次。

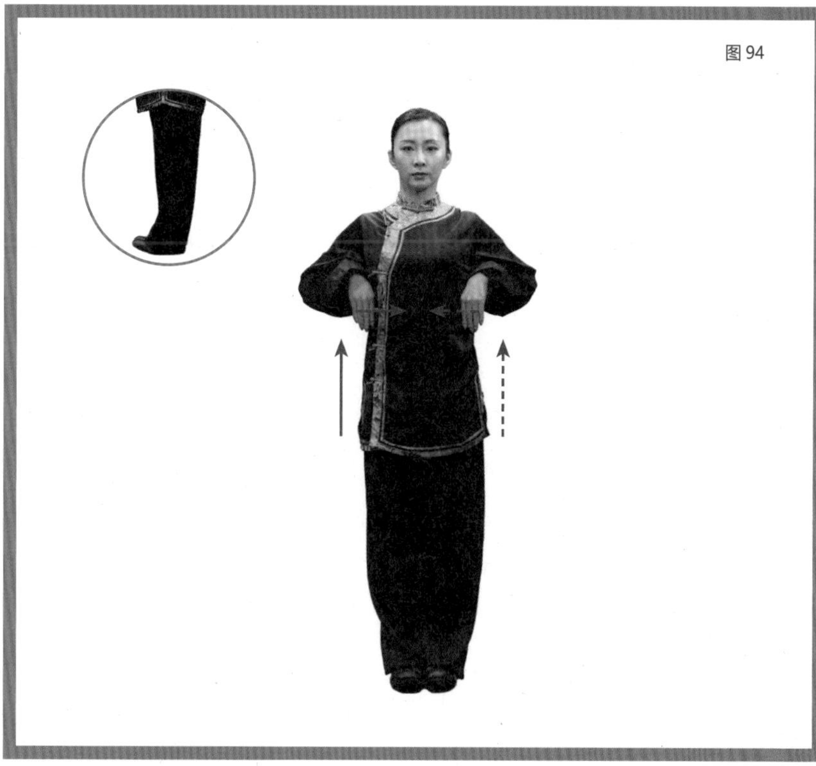
图 94

图 94

接上式。脚趾上翘，两臂由垂落屈腕屈肘渐次上提，外旋，以合谷穴摩运体侧至大包穴附近。目视前方。

图 95

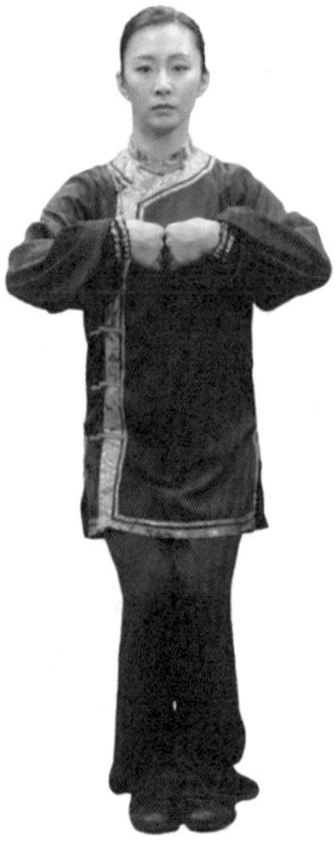

图 96

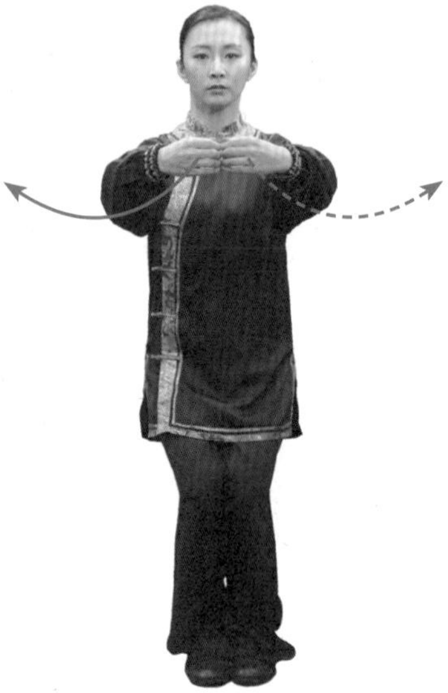

图 97

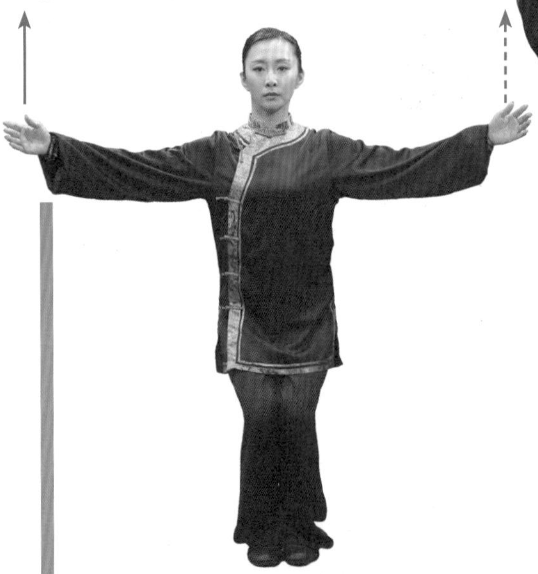

图 98

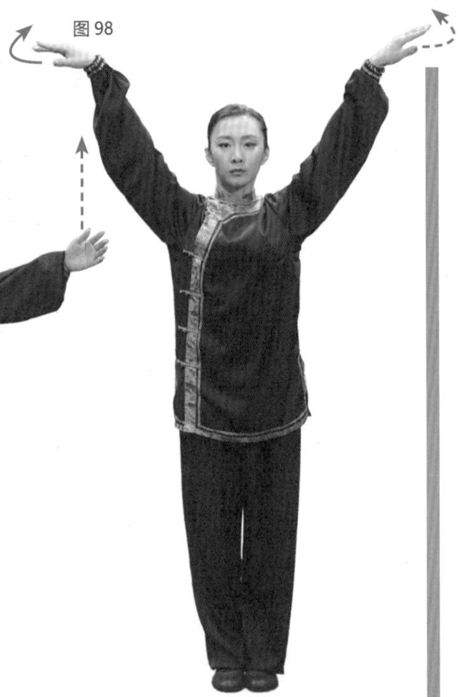

图 95

屈膝下蹲，双手手背相合，两掌叠腕，前伸。

图 96

保持屈膝半蹲姿态。卷指，手指尖相对。

图 97

保持屈膝半蹲姿态。两臂分别向左右分摆，自然伸直，掌心朝前。

图 98

起身，膝关节伸直，脚跟提起。两掌随两臂内旋上摆至头顶位置，翻掌，掌心朝上。

图 99

两臂上摆至头顶，掌心朝上，双臂撑圆，抖腕亮掌。目视前方。

图 100

脚后跟落地，两掌向体侧慢慢下落。松静站立，眼睛平视前方。

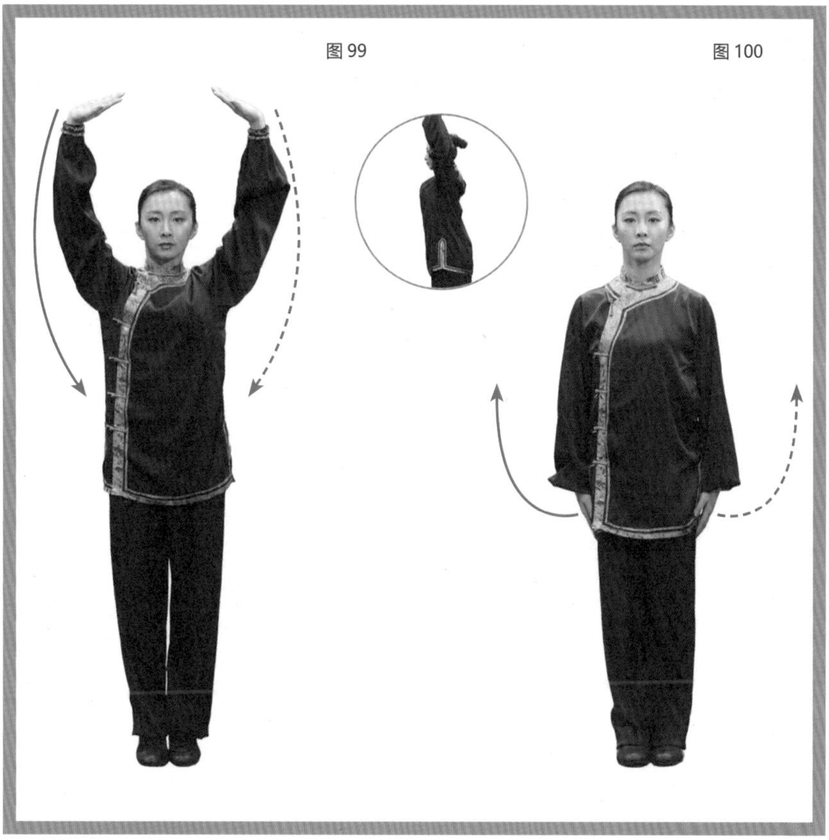

要点

1. 匀速呼吸，缓慢且悠长。

2. 在做合谷穴沿着身体两侧摩运至大包穴过程中，双脚脚尖要向上翘起。

3. 图 2 分解动作中，屈膝下蹲时要呼气，脚趾抓地。

4. 注意保持身体的整体协调。

易错点

1. 屈膝时，出现跪步与双膝未相靠的情况。

2. 两掌分摆时未叠腕卷指。

纠正

1. 并步屈膝时，百会上领，身体中正，膝关节的幅度不宜过大。

2. 叠腕卷指动作两腕相靠，依次相靠手背、手指。对这一动作可进行单独练习，而后再合并规定动作学练。

功效

此式在模仿白鹤振翅的动作时，脚尖向上翘起，刺激按摩到足三阴、足三阳、井穴等经络，有助于畅通足六经脉。

合谷穴属手阳明大肠经，是手阳明大肠经的原穴，位于手背第一、二掌骨之间，第二掌骨桡侧的中点处。阳明经的机能特点是多气多血，合谷则善于调和气血，因此，合谷捻大包动作有助于通经止痛、疏风解表、清泄肺气、通降肠胃之功效。

第十一式　凤凰来仪

以左边动作为例，右边动作相同，方向相反，各做一次。

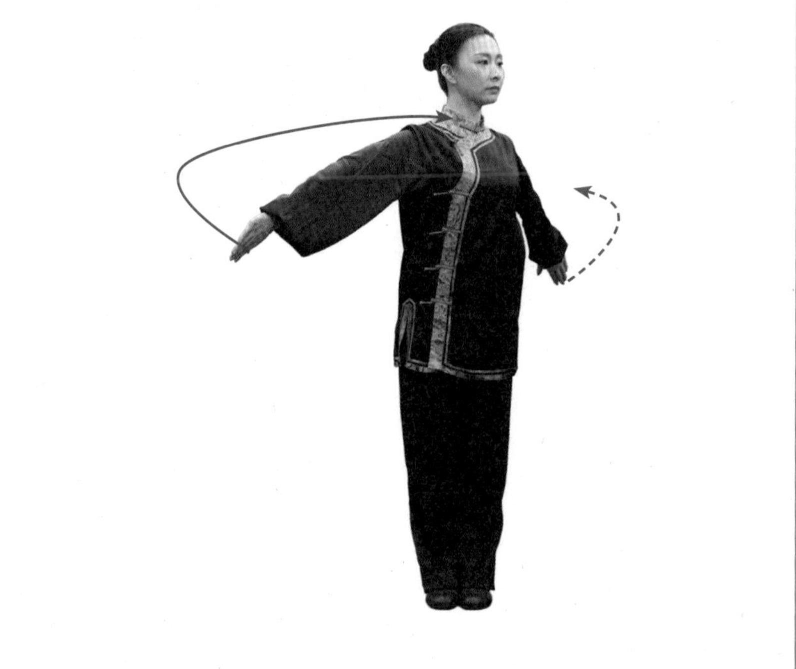

图 101

图 101

接上式。身体左转约45度，两掌随两臂做内旋动作。目视左前方。

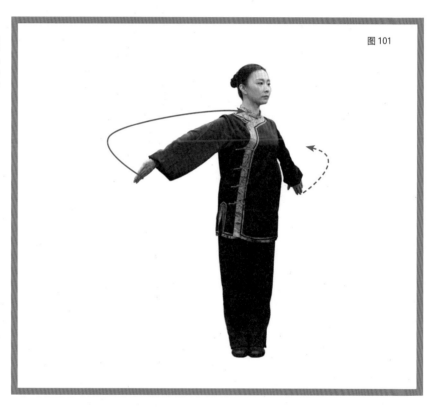

图 102

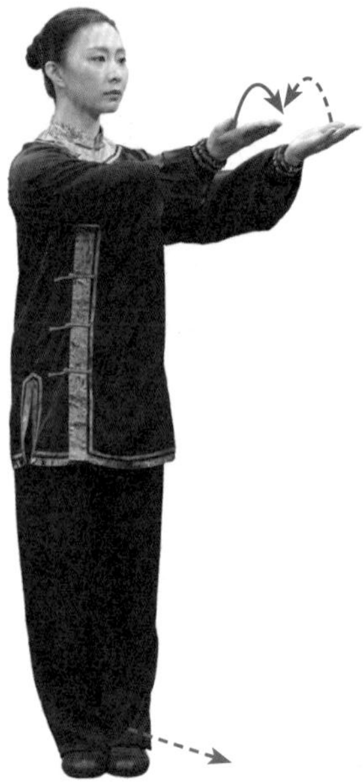

图 103

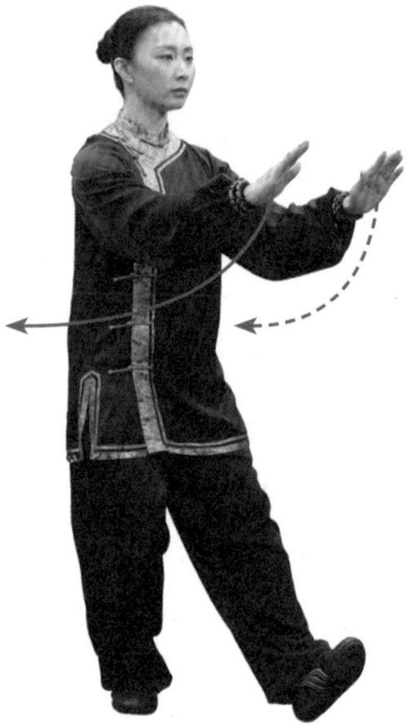

图 104

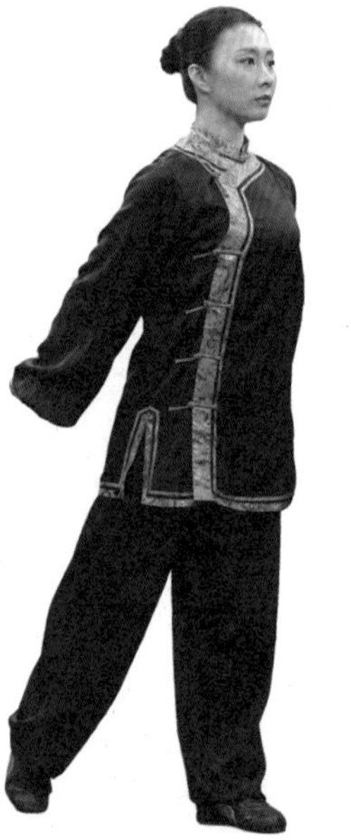

图 105

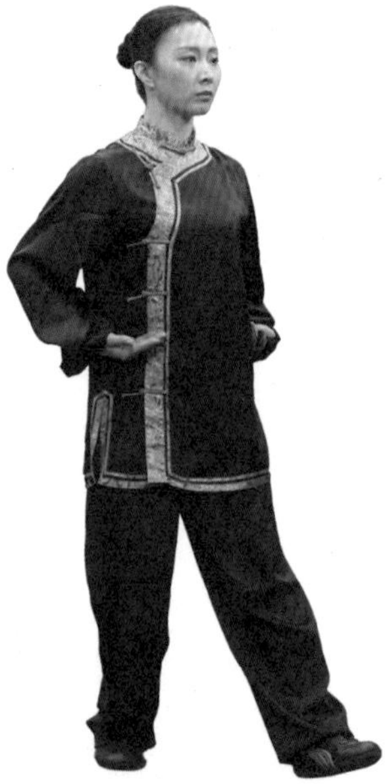

图 102

两掌外旋，双臂由身体两侧前摆，与肩平齐，两臂伸直，两掌之间的距离约与肩同宽，掌心朝上。

图 103

右腿膝关节微屈，重心移至右腿；左脚向左前方上步成虚步，脚后跟着地。同时双手翻掌，掌心向下。

图 104

身体稍前倾，重心前送移至左腿，右脚脚后跟抬起，脚尖后蹬。两臂后摆，掌变成勾手，手臂伸直。目视左前方。

图 105

勾手变掌，双掌经腰侧内旋收于腰部，掌心向上。

图 106

动作不停。重心移至右腿，左脚尖翘起，身体右转。两手勾手变为掌，经身体两侧交叉于胸前，掌心朝内，左手在里，右手在外。眼睛注视双掌。

图 107

两手经面前上举，向体侧分开，弧形下落，立掌。目视前方。

图 106

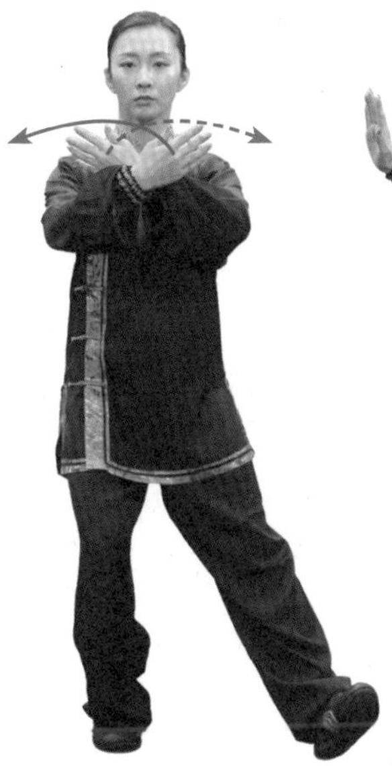

图 107

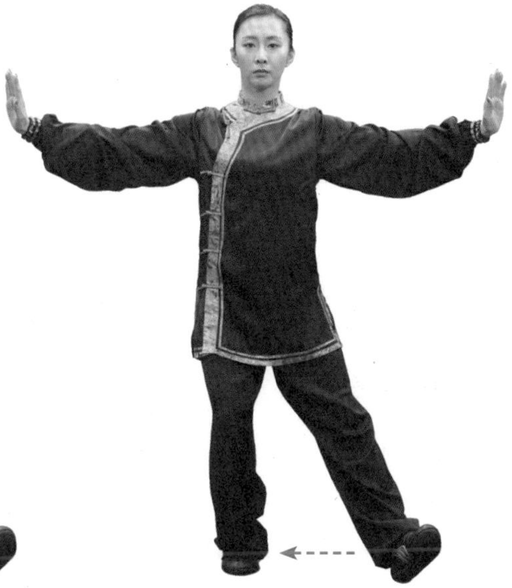

图 108

收回左脚，双脚成并步。手掌下按成侧平，掌心向下。屈膝，目视前方。

图 109

双腿膝关节逐渐伸直，起身，两掌下落置于身体两侧。松静站立，目视前方。

图 108

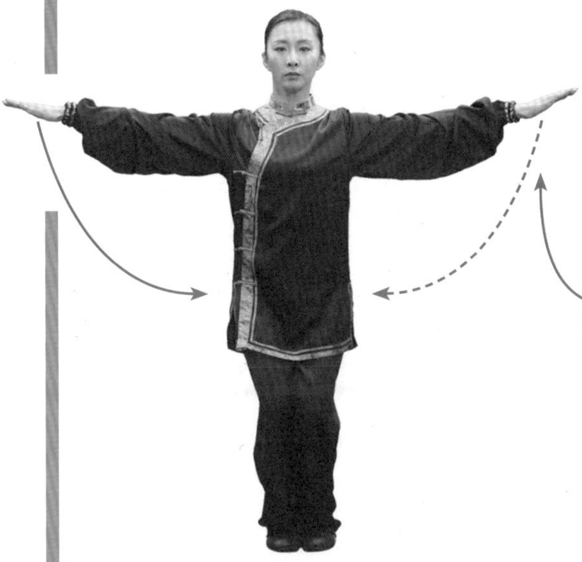

图 109

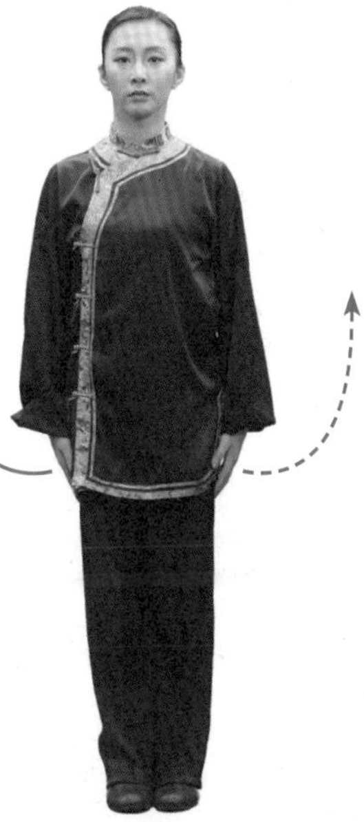

要点

1. 匀速呼吸，缓慢且悠长。

2. 在进行双手身后勾挂过程中，身体要注意放松；两臂充分后展，像凤凰要展翅飞舞一样，蹬脚的后脚脚跟要提起。

3. 身体重心发生变化时，要注意脚尖、脚跟相应的动作变化。

4. 全程注意协调放松。

易错点

1. 上步时未绷脚，落地时未翘脚。

2. 勾手手型不正确，手指尖未向上。

3. 重心后移分掌时，上体不中正，未松腰敛臀。

纠正

1. 绷脚、翘脚时，要注意重心不移动，保持身体的稳定性。

2. 加强规范动作的学练，加强手腕灵活性的练习。

3. 松腰敛臀，关键在收腹。百会上领，下颌内收，含胸拔背，即可上体中正。

功效

身体躯干在腰部的带动下转动时，可以刺激牵拉到任督二脉及手三阴、手三阳等经脉。任督二脉在人体奇经八脉中起到统领作用，任脉统领全身阴经，督脉统领全身阳经，分别称为“阴、阳脉之海”。因此经常习练此招式，可使人体五脏六腑、四肢百骸的功能越来越强劲。

手腕、脚踝通常为原穴所在地，曲腕勾手、上步绷脚、落步勾脚等动作，会对手足三阴、手三阳经之井穴、原穴产生良性刺激，对人体各脏腑起到广泛性的保健效果。

第十二式　气息归元

图110

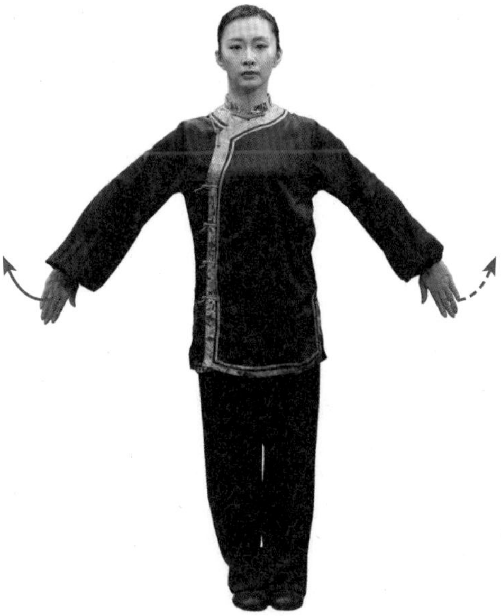

图110

接上式。手臂外展摆至身体侧后，手臂外旋，与身体成60度夹角，掌心朝后。目视前方。

图 111

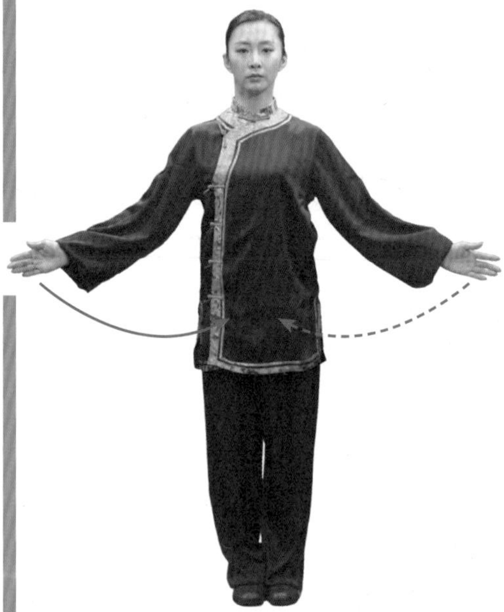

图 112

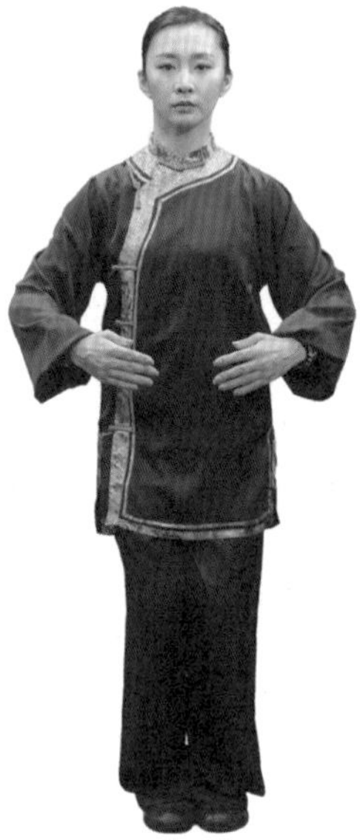

图 113

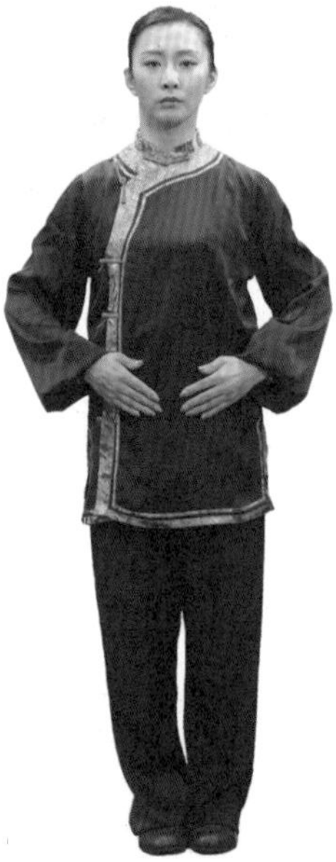

图 111

随后，双臂在一个平面上同时外旋，反掌，掌心向前。

图 112

双腿膝关节弯曲下蹲，两臂向前合抱于腹前，两掌间相距约10厘米，距身体约30厘米，与肚脐同高。目视前方。

图 113

两掌内收，置于关元。同时起身，膝关节伸直。男性左手在里，女性右手在里。目视前方。

要点

1. 匀速呼吸，缓慢且悠长。

2. 两臂内旋摆至身体两侧的过程中，两臂与躯干的夹角大概为60度。

3. 两腿半蹲要注意，下蹲幅度不宜过大。

4. 站立时吸气，半蹲引气归元时呼气。

易错点

1. 两臂内旋幅度过小，或者内旋动作不明显。

2. 提肛收腹、松腹松肛没有与呼吸的变化相配合。

纠正

1. 加强两臂内旋、外旋的连贯性练习。

2. 吸气时提肛收腹，呼气时松腹松肛，以体会呼吸与动作的配合。

功效

注意，在经过了前十一式动作的练习后，体内真气已经走运于身体各处，需要通过最后一式进行元气收回。

关元，位于肚脐正下方约三指处。它的作用类似一个元气“大门”，可以将体内元气封存而不外泄，是男子藏精、女子蓄血之经络穴位，也是人体三大强壮穴之一。因此，经常习练本招式，有助于补中气、壮元气、滋养脏腑、平调阴阳。

收势

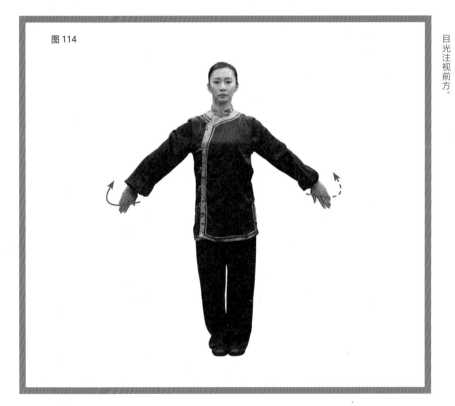

图 114

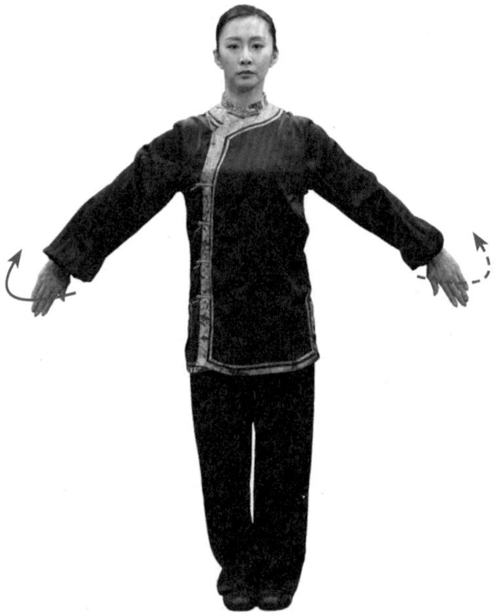

图 114

接上式。双臂外展摆至身体两侧，与身体成60度夹角，手臂内旋，掌心向后。目光注视前方。

图 115

动作不停，翻掌，掌心向前，两臂合收。

图 116

双掌抱于腹前，叠于关元穴。男士左手在里，女士右手在里。口腔内上下左右搅舌，赤龙搅海，从左至右绕三周，再从右至左绕三周，增加唾液，后将唾液分三次徐徐咽下。精神集中，意守丹田。吞津咽液时，汩汩有声。

图 117

两掌缓缓垂落于身体两侧，松静站立。至此全部招式练习结束。

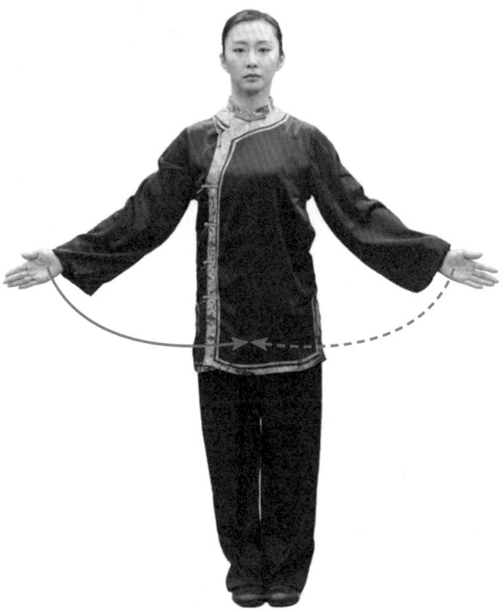

图 115

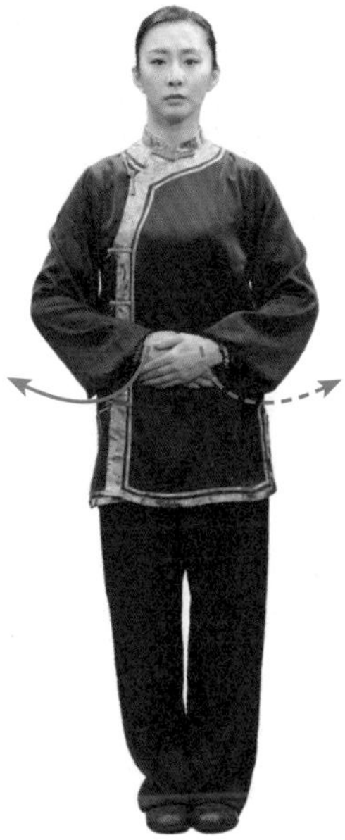

图 116

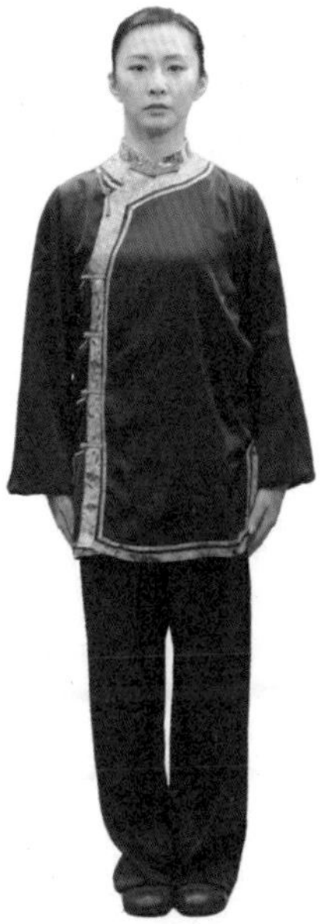

图 117

要点

掌叠于关元穴时，要注意男女动作有别；意守“金津”和“玉液”，咽津宜汩汩有声，共分 12 次吞咽动作。

易错点

两臂侧摆时，臂与上体间夹角未达 60 度。

纠正

单独练习两臂侧摆，要合并转头动作，有意识关注臂与上体间夹角的角度。

功效

1. 精神集中，心情舒畅。
2. 待口中津满后咽下，有补养肾精的作用。

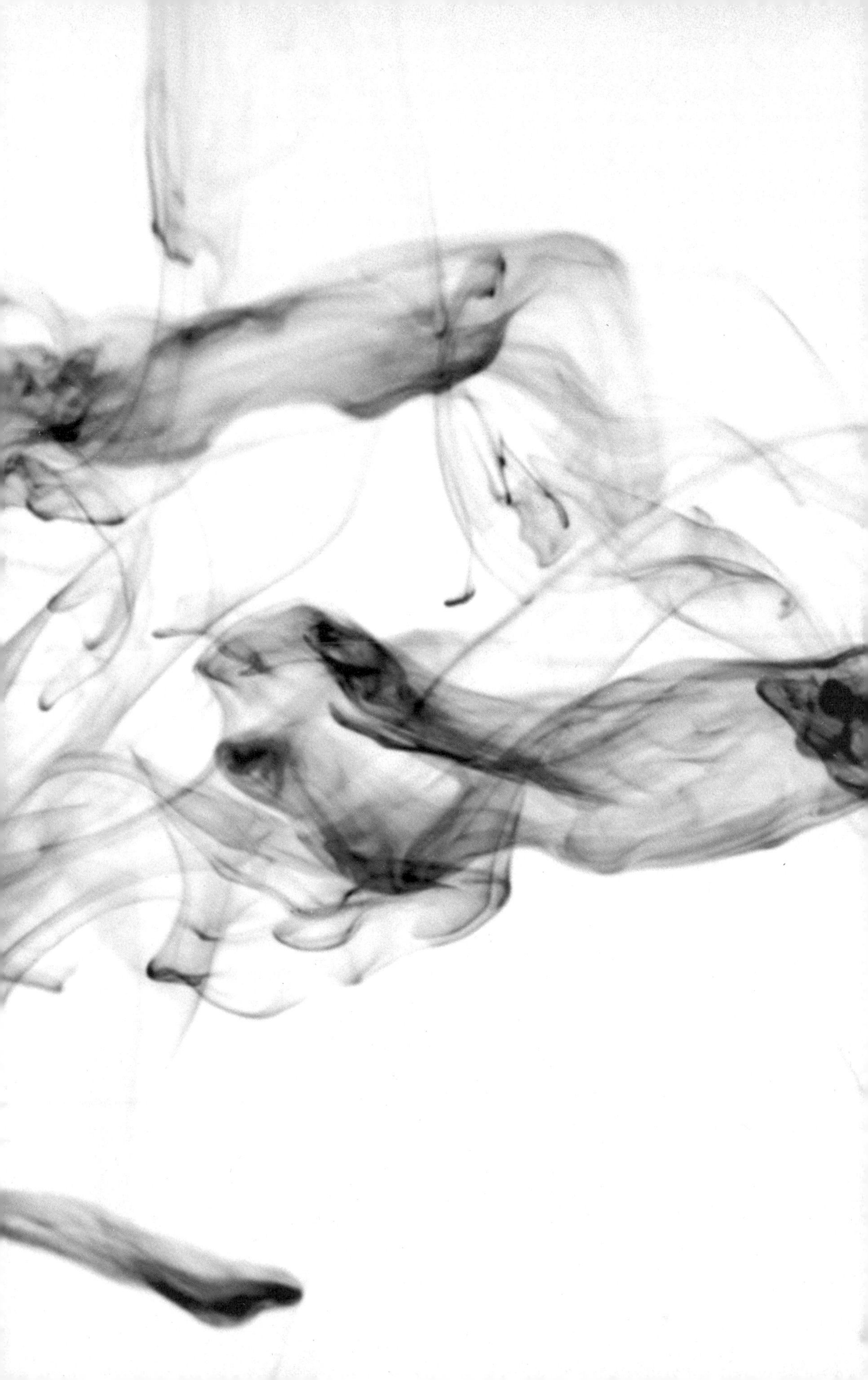

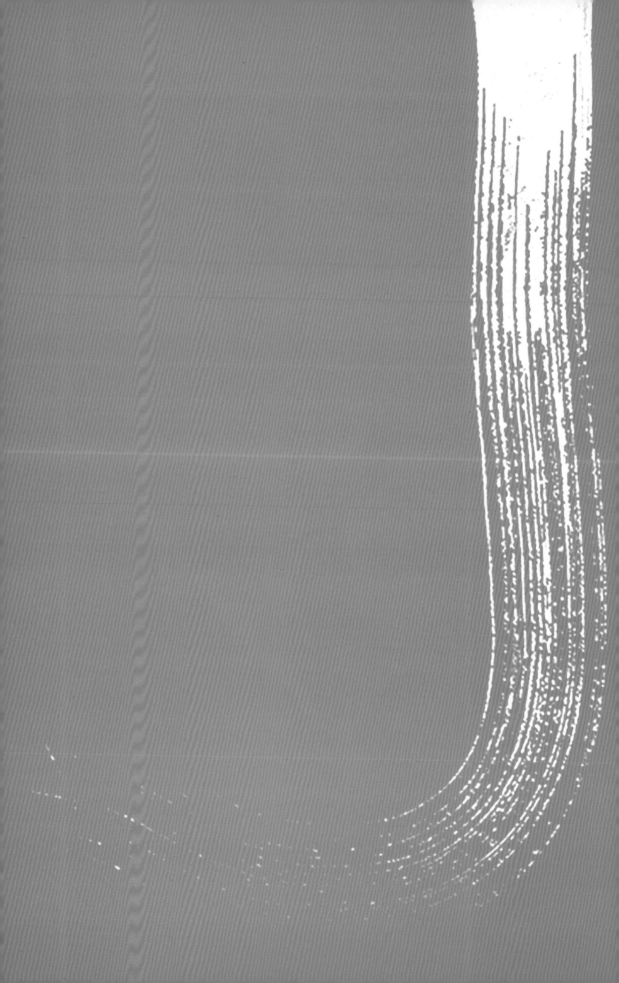

《导引图》	《难经》	《本草纲目》
《易传》	《医说》	《黄帝内经》

习练者要“四德俱全”，
心德、口德、手德、公德。

附录 1
导引养生十二法主要典籍简介

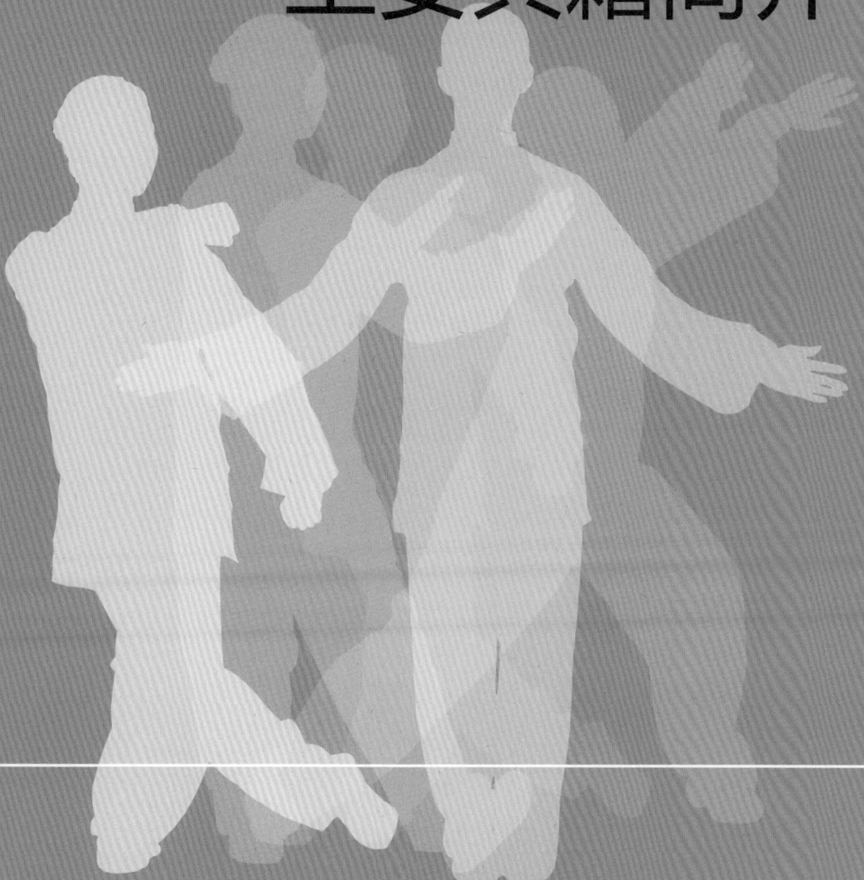

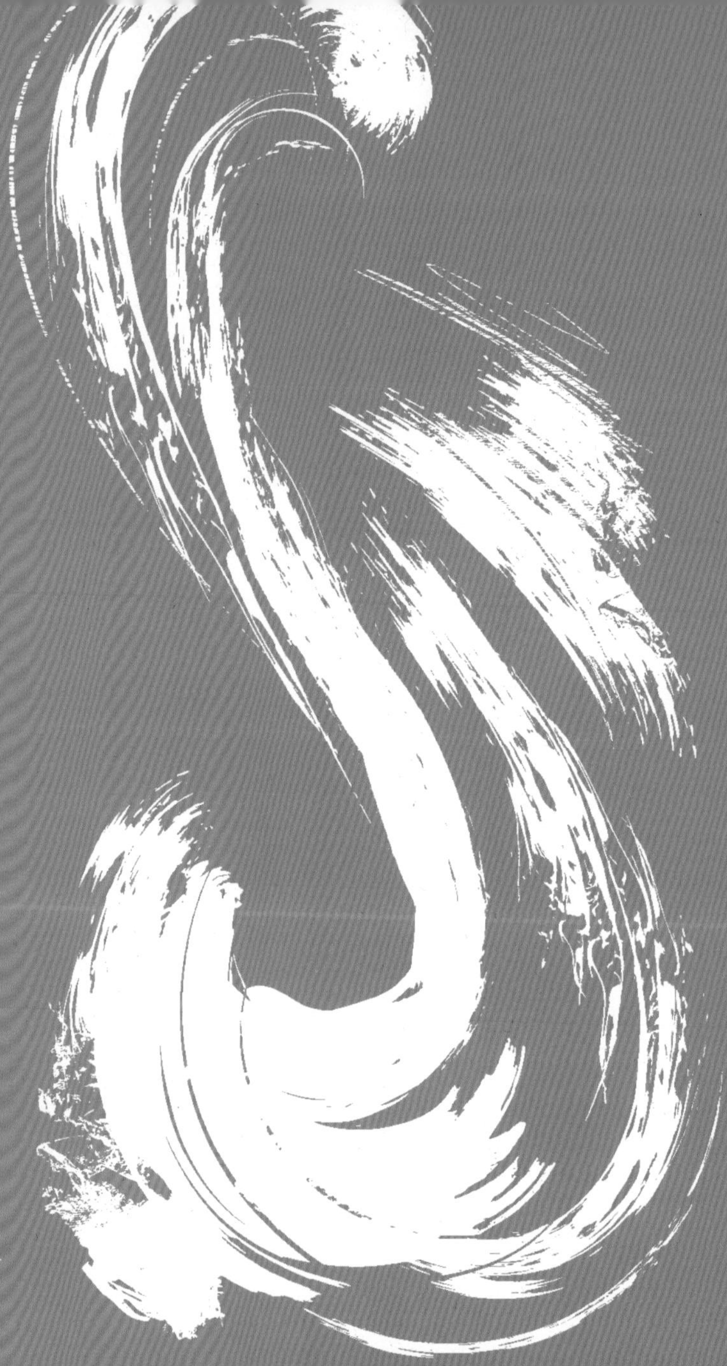

一、《吕氏春秋》

《吕氏春秋》，又称《吕览》，是战国末期杂家的代表作，全书共分 26 卷，160 篇，二十余万字。《吕氏春秋》是在秦国丞相吕不韦的主持下，集合门客编撰的一部著作，成书于秦始皇统一中国前夕。此书集先秦道家之大成，以儒家学说为主干，以道家理论为基础，以名家、法家、墨家、农家、兵家、阴阳家等诸家思想学说为素材，熔诸子百家学说于一炉，闪烁着博大精深的智慧之光。

《吕氏春秋》作为中国历史上第一部有组织、按计划编写的文集，规模宏大，分为十二纪、八览、六论。十二纪，每纪五篇共 60 篇；八览，每览八篇（《有始览》少一篇），共 63 篇；六论，每论六篇，共 36 篇。全书另有《序意》1 篇，共 160 篇。十二纪按照月令编写，文章内容以春生、夏长、秋杀、冬藏的自然变化规律排列，应和天时，体现了道家天道自然的学说主张。

二、《庄子》

《庄子》又名《南华经》，是战国中期庄子及其后学所撰著的道家经典。汉代以后，尊庄子为“南华真人”，因此《庄子》亦称《南华经》。其书与《老子》《周易》并称“三玄”。《庄子》内容丰富，博大精深，涉及哲学、政治、人生、社会、艺术以及宇宙生成论等诸多方面。

《庄子》一书反映了庄子的批判哲学、艺术、美学、审美观、政治、社会等诸多方面思想。原有内篇 7 篇、外篇 28 篇、杂篇 14 篇、解说 3 篇，共 52 篇，十余万言。郭象删减后，分内篇、外篇、杂篇三部分，共 33 篇，大小寓言二百多个。其中，内篇 7 篇，外篇 15 篇，杂篇 11 篇。其内容包罗万象，对宇宙生成论、人与自然的关系、生命价值、批判哲学等都有详尽的论述。

《刻意》是《庄子·外篇》中的一篇，篇名取自篇首两字，“刻意”指“克制欲意，雕饰心志”。《刻意》内容分为 3 节，中心是论述养神之道。《秋水》是《庄子·外篇》中的又一长篇，亦以篇首的前两个字为篇名，内容可分为两大部分，中心是谈论人应怎样对待外物，强调了认识事物的复杂性。《知北游》是《庄子·外篇》中的另一篇，以篇首的三个字为篇名，内容可自然分为 11 个部分，主要论述宇宙生成论、本性及人应怎样看待宇宙和外部事物。《盗跖》是《庄子·杂篇》中的一篇，“盗跖”为人名，此篇内容为三段，其中心是抨击儒家、指斥儒家观点的虚伪性和欺骗性，主张返璞归真，率性自然。

《让王》是《庄子·外篇》中的又一篇，是庄子后学著作。《让王》全文写了十六七个小故事，大体可以划分为十个方面。“让王”其意指禅让王位，其主旨在于阐述重生思想，提倡不因外物妨碍生命的思想。利禄不可取，王位可以让，归结在于看重生命，保全生命。《让王》“轻物重生”的观点历来多被指斥，认为与庄子思想不合，但两者间亦有相通之处，加之先秦诸子百家思想互相渗透且彼此影响，此篇尽可看作庄子后学所撰。

三、《路史》

《路史》是南宋学者罗泌所撰杂史。全书共 47 卷，包括前记 9 卷、后记 14 卷、国名记 8 卷、发挥 6 卷、余论 10 卷。“路史”

取自《尔雅》中“训路为大”之意。所谓路史，即大史也，彰显此书为中国历史文化的“大史”之意。《路史》深惜孔子“删书”断自唐尧、忽略上古史的传统，采用道家等遗书学说，详述了有关上古时期的历史、地理、风俗、氏族等方面史事，再上溯追推旧史所称“三皇五帝”史上的传说，文章华丽且富于考证，至理篇成。

《路史》虽资料丰富，但取材颇为芜杂，很多材料来自纬书和道藏，谶纬神仙色彩浓郁，故历来不为历史学家所采用。

四、《尚书》

《尚书》，最早书名为《书》，成书约于公元前5世纪。传统《尚书》（又称《今文尚书》）传说为上古文化《三坟五典》遗留著作，由伏生传袭而来。“尚”同“上”意。《尚书》，作为重要的儒家核心经典作品之一，是中国上古历史文献和部分追述古代事迹著作的汇编，也是我国最早的一部历史文献汇编。

《尚书》相传由孔子编撰，但有些篇目是儒家后学补充填入。西汉时初存29篇，因用汉代通行的文字隶书抄录，故也称《今文尚书》。

《尚书》记录了商周特别是西周初期的部分重要史料，但是其中有关虞、夏及商代的部分文献是据传闻而录写，取证不尽可靠。《尚书》收录了典、谟、训、诰、誓、命等重要文献，“典”是重要史实或专题史实的记载，“谟”是记君臣谋略的，“训”是臣开导君主的话，“诰”是勉励的文告，“誓”是君主训诫士众的誓词，“命”是君主的命令。《尚书》内容中还有以人名为标题的，如《盘庚》《微子》；有以事为标题的，如《高宗肜日》《西伯戡黎》；有以内容为标题的，如《洪范》《无逸》。自汉以来，《尚书》一直被视为中国封建社会的政治哲学经典，既是封建帝王的执政教科书，又是贵族子弟及士大夫必修的“大经大法”，在中国传统文化史上极具影响力。

五、《论语》

《论语》，是孔子弟子及再传弟子记录孔子及其弟子言行而编撰的语录集，现存20篇，计492章，其中记录孔子、弟子与时人谈论之语约444章，记录孔门弟子相互谈论之语48章。《论语》成书于战国前期，以语录体为主，叙事体为辅，较为集中地记录了孔子的政治理想、伦理思想、道德观念及教育原则等儒家主张。南宋时，朱熹将《大学》《中庸》《论语》《孟子》并称为“四书”，使《论语》成为儒家传世经典典籍中的奠基与核心著作。

《论语》内容涉及政治、哲学、教育、文学以及立身处世的社会道理等诸方面。早在春秋后期孔子设坛讲学时，《论语》的主体内容已初创成形。《论语》主要记载孔子及其弟子的言行，因此称为“语”。孔子去世后，其弟子及再传弟子代代传授他的言论，并逐渐将口头记诵的语录言行记录下来，因此称为“论”。清朝赵翼解释说：“语者，圣人之语言；论者，诸儒之讨论也。”其实，“论”又有“纂”之意，所谓《论语》，即将孔子及其弟子的言行记载编纂而成。

六、《易传》

《易传》是一部战国时期解说和发散《周易》的论文集，是诠释《易经》的古代哲学伦理经典著作。《易传》以《易》卦之第一爻（初爻）、第三爻、第五爻皆为阳位，因其爻位之序数为奇数，奇数为阳数，故其爻位为阳位。《易传》以《易》卦之第二爻、第四爻、第六爻皆为阴位，因其爻位之序数为偶数，偶数为阴数，故其爻位为阴位。《易传》阴阳刚柔思想的形成是易学诠释典范的转移。众多学者考证《易传》今本受道家阴阳家思想影响颇深，而其帛书本中阴阳家学说色彩浓厚。

《易传》，据传本于孔子，成于孔子后学。《易传》共七传十篇，分别为《彖传》上下篇、《象传》上下篇、《文言传》、《系辞传》上下篇、《说卦传》、《序卦传》和《杂卦传》。

七、《淮南子》

《淮南子》是西汉宗室刘安主持，并招致宾客编撰而成。《淮南子》又名《淮南鸿烈》，据高诱序言，“鸿”意为广大，“烈”为光明。关于《淮南子》篇目数量，《汉书·艺文志》记为《淮南》内二十一篇，外三十三篇”，颜师古则注为“内篇论道，外篇杂说”。现今存世二十一篇，大概为原著作中内篇所遗。《淮南子》学说思想将道家、阴阳家、墨家、法家和部分儒家思想杂糅融合，宗旨倾向于道家，却因其思想内容的杂芜，《汉书·艺文志》将它列入杂家。

八、《医说》

《医说》，医史著作，为宋代张杲所著。全书广泛收集南宋以前多种文史著作及医籍中有关医学人物、典故、传说、轶事、方药、疗法等文献记录，共 10 卷 49 门。卷 1 介绍三皇历代名医，从太昊伏羲氏至唐代启玄子共 116 名医家生平事迹；卷 2 介绍医籍内容，如黄帝与岐伯问难等，并列述本草、针灸、神医等内容；卷 3 介绍部分神方、诊法并伤寒、诸风中部分征候治法；卷 4 至 7 列述痨瘵等数十种疾病的证治方药；卷 8 介绍服饵并药忌、疾症、论医；卷 9 谈养生修养调摄、金石药之戒、妇人养胎妊孕避忌；卷 10 介绍小儿病、疮、五绝病、疝瘅痹、医功报应等。《医说》对了解古代医家生平及常见病症的治疗具有一定参考价值。

49门中，前7门总述名医、医书、本草、针灸、神医、神方、诊法等，次述伤寒、诸风、痨瘵、鼻衄吐血、头风、眼疾、口齿喉舌耳、骨鲠、喘嗽、翻胃、心疾健忘、噎嗝诸气、消渴、心腹痛（淋附）、诸疟、症瘕、诸虫、脏腑泄痢、肠风痔疾、痈疽、脚气、漏、肿瘿、中毒、解毒、积、跌仆打伤、奇疾、蛇虫兽咬犬伤、汤火金疮等杂症30门；次述食忌、服饵并药忌、疾症、论医、养生修养调摄、金石药之戒等杂论6门；再次为妇人、小儿2门；后为疮、五绝、疝疸等3门；最后以医功报应终其篇。

九、《黄帝内经》

《黄帝内经》分《灵枢》《素问》两部分，是中国较早的医学典籍，与《难经》《伤寒杂病论》《神农本草经》并称中国传统医学四大经世典籍。

《黄帝内经》在黄老道家理论上建立了中医学“阴阳五行学说”“脉象学说”“藏象学说”“经络学说”“病因学说”“病机学说”“病症”“诊法”“论治”“养生学”“运气学”等学说总成，从整体观角度来全面论述医学，体现了自然、生物、心理、社会的“整体医学模式”，其基本素材来源于中国古人对生命现象的长期观察、大量的临床实践和简单解剖学知识。《黄帝内经》奠定了人体生理、病理、诊断以及治疗的认识基础，是中国影响极大的一部医学著作，被称为医之始祖。

1.《素问》

《素问》之名最早见于东汉张仲景《伤寒杂病论·自序》：“撰用《素问》《九卷》《八十一难》《阴阳大论》《胎胪》《药录》。”《素问》重点论述了脏腑、经络、病因、病机、病症、诊法、治疗原则以及针灸等内容。

2.《灵枢》

《灵枢》最早称《针经》。第一篇《九针十二原》就有“先立针经”之语，相当于自我介绍，后又称为《九卷》，晋朝皇甫谧又称之为《针经》，再后又有《九虚》《九灵》《黄帝针经》等名。《灵枢》是《素问》不可分割的姊妹篇，内容与之大体相同，除了论述人体脏腑功能、病因、病机之外，还重点阐述了经络腧穴、针具、刺法及治疗原则等。

十、《本草纲目》

《本草纲目》为明代李时珍所著，是中国古代汉医集大成的一部药学著作。全书 52 卷，分为 16 部、60 类，共 190 多万字，载有药物 1892 种，收集医方 11096 个，绘制精美插图 1160 幅。

《本草纲目》不仅是我国一部药物学巨著，也不愧于我国古代的百科全书的称谓。《本草纲目》在化学、地质、天文等方面皆有突出贡献。在化学方面，它较早地记载了纯金属、金属、金属氯化物、硫化物等化学反应。同时又记载了蒸馏、结晶、升华、沉淀、干燥等现代化学的一些操作方法。关于月球和地球，李时珍在书中说“窃谓月乃阴魂，其中婆娑者，山河之影尔”，认为月球和地球一样，都是具有山河的天体。

十一、《难经》

《难经》原名《黄帝八十一难经》，又称《八十一难》，是中医学目前存世较早的经典著作之一。《难经》是在《素问》《灵枢》基础上提出 81 个问题进行重点讨论，然后归纳成书。《难经》的作者与成书年代不详，历朝历代有不同的看法，一般认为其成书不晚于东汉，内容可能与秦越人（扁鹊）有一定关系。

《难经》之“难”字，有“问难”或“疑难”之义，采用问答方式，探讨和论述了中医的一些理论问题，内容包括脉诊、经络、脏腑、阴阳、病因、病机、营卫、腧穴、针刺、病症等方面。

全书共81难，其内容划分为：1至22难论脉学，23至29难论经络，30至47难论脏腑，48至61难论疾病，62至68难论腧穴，69至81难论针法。

《难经》首创独取寸口及寸关尺及浮、中、沉三部九候的切脉方法，脉证相参的辨证观，为中医脉学的发展做出了杰出贡献。在藏象学说方面，《难经》突出肾的重要性，建立了以“肾（命门）-元气-三焦”为轴心的整体生命观。《难经》创立的命门学说，成为中医理论体系的重要组成部分。在经络学说方面，《难经》简明而系统地阐述了任脉、督脉、冲脉、带脉、阳维、阴维、阳跷、阴跷八条奇经的功能特点、循行路线、病变证候及其与十二正经的功能联系等，并总称之为“奇经八脉”，这一名称在现存古籍中是《难经》最先提出的。

《难经》关于奇经的论述以及八会穴等理论的提出，充实了经络学说的内容；以五行生克规律为指导的整体防治观，用于说明经脉与腧穴的五行属性和生克关系，解释疾病的发生和传变规律，并用于针刺的补泻；以天人相应的内外统一整体观，论述疾病与季节关系、脉象的四时变化、针刺因时制宜。这些内容对后世医学理论的发展有深远的影响。

十二、《导引图》

《导引图》为西汉早期作品，1974年由湖南长沙马王堆三号汉墓出土，是现存最早的一卷道家保健运动的工笔彩色帛画。原帛画长约100厘米，与前段40厘米帛书相连，画高40厘米。《导引图》出土时残缺严重，后经修复。现修复《导引图》，绘有 44 幅各种人物的导引图，从上到下分四层，每层各绘 11 幅图。每图式为一人像，男、女、老、幼均有，或着衣，或裸背，均为工笔彩绘。其术式除个别人像作器械运动外，多为徒手操练。图旁注有术式名，部分文字可辨。

附录 2
经脉简介

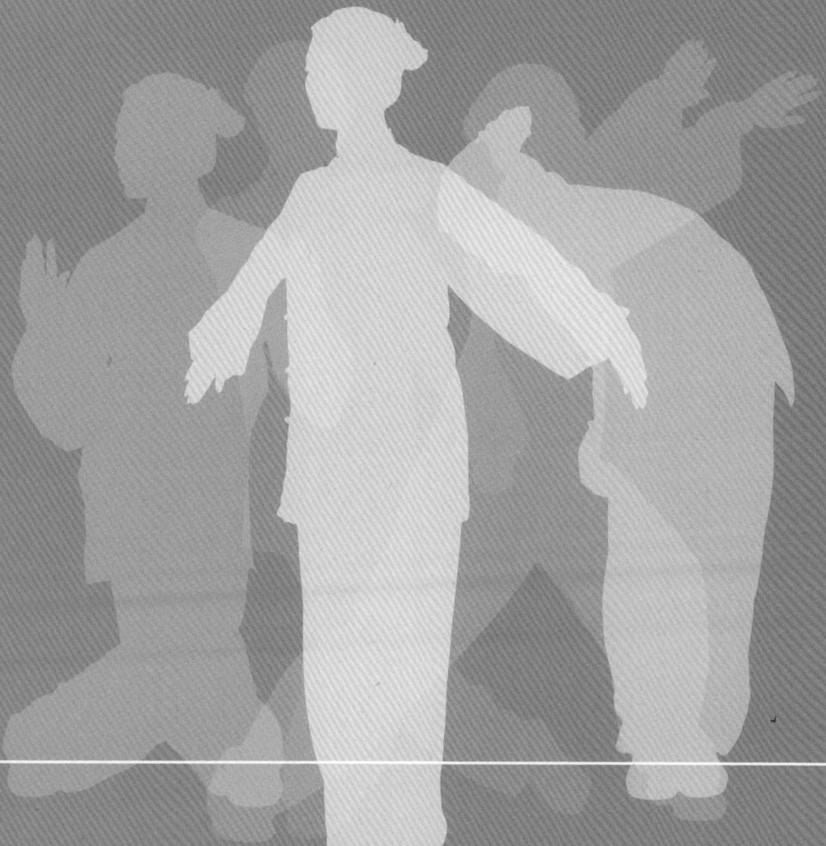

经络系统简表

<table>
<tr><td rowspan="19">经络系统</td><td rowspan="14">经脉</td><td rowspan="12">十二经脉</td><td rowspan="3">手三阴经</td><td>手太阴肺经</td><td rowspan="12">气血运行的主要通道，与脏腑有直接属络关系</td></tr>
<tr><td>手厥阴心包经</td></tr>
<tr><td>手少阴心经</td></tr>
<tr><td rowspan="3">手三阳经</td><td>手阳明大肠经</td></tr>
<tr><td>手少阳三焦经</td></tr>
<tr><td>手太阳小肠经</td></tr>
<tr><td rowspan="3">足三阴经</td><td>足太阴脾经</td></tr>
<tr><td>足厥阴肝经</td></tr>
<tr><td>足少阴肾经</td></tr>
<tr><td rowspan="3">足三阳经</td><td>足阳明胃经</td></tr>
<tr><td>足少阳胆经</td></tr>
<tr><td>足太阳膀胱经</td></tr>
<tr><td>奇经八脉</td><td colspan="2">督脉、任脉、冲脉、带脉、阴跷脉、阳跷脉、阴维脉、阳维脉</td><td>有统帅、联络和调节十二经脉的作用</td></tr>
<tr><td>十二经别</td><td colspan="3">十二经脉别出的经脉，主要是加强十二经脉中相为表里的两经之间在体内的联系</td></tr>
<tr><td rowspan="3">络脉</td><td>别脉</td><td colspan="3">是较大的和主要的络脉，其中十二经脉与督脉、任脉各有一条别络，再加上脾之大络，合为“十五别络”</td></tr>
<tr><td>浮脉</td><td colspan="3">是浮现于体表的络脉</td></tr>
<tr><td>孙脉</td><td colspan="3">是最细的络脉</td></tr>
<tr><td rowspan="2">连属组织</td><td>十二经筋</td><td colspan="3">是十二经脉之气结、聚、散、络于筋肉、关节的体系，有约束骨骼、主司关节屈伸运动的作用</td></tr>
<tr><td>十二皮部</td><td colspan="3">是十二经脉的功能活动反映于体表的部位</td></tr>
</table>

参考资料

[1] 国家体育总局气功管理中心 . 健身气功：导引养生十二法 [M]. 北京：人民体育出版社，2010.

[2] 孟峰年 . 中国传统体育养生概论 [M]. 北京：民族出版社，2014.

[3] 田广林 . 中国传统文化概论 [M].2 版 . 北京：高等教育出版社，2011.

[4] 王凤阳 . 中国传统养生概论 [M]. 北京：高等教育出版社，2010.

[5] 司红玉 . 健身气功教学与美育 [M]. 长沙：湖南师范大学出版社，2014.

[6] 邱丕相 . 中国传统体育养生学 [M]. 北京：人民教育出版社，2007.

[7] 胡剑秋 . 音乐引入对改进健身气功教学质量的作用 [J]. 成都中医药大学学报（教育科学版），2018，20（2）:52-54.

[8] 林君杰 . 健身气功与心理健康研究 [D]. 上海：华东师范大学，2013.

[9] 任超学，高新友，刘新荣 . 健身气功锻炼对中老年女性心血管机能的影响 [J]. 西安体育学院学报，2016，33（1）:101-106.

[10] 丁丽玲 . 论健身气功文化特征 [J]. 体育文化导刊，2010（5）:132-134.

[11] 王艳红，石爱桥 . 中国传统体育养生文化的历史变迁 [J]. 体育文化导刊，2018（1）:122-126，153.

[12] 李平 . 中国古代气功养生术与传统学术思潮 [J]. 汕头大学学报，1997（3）:55-62.

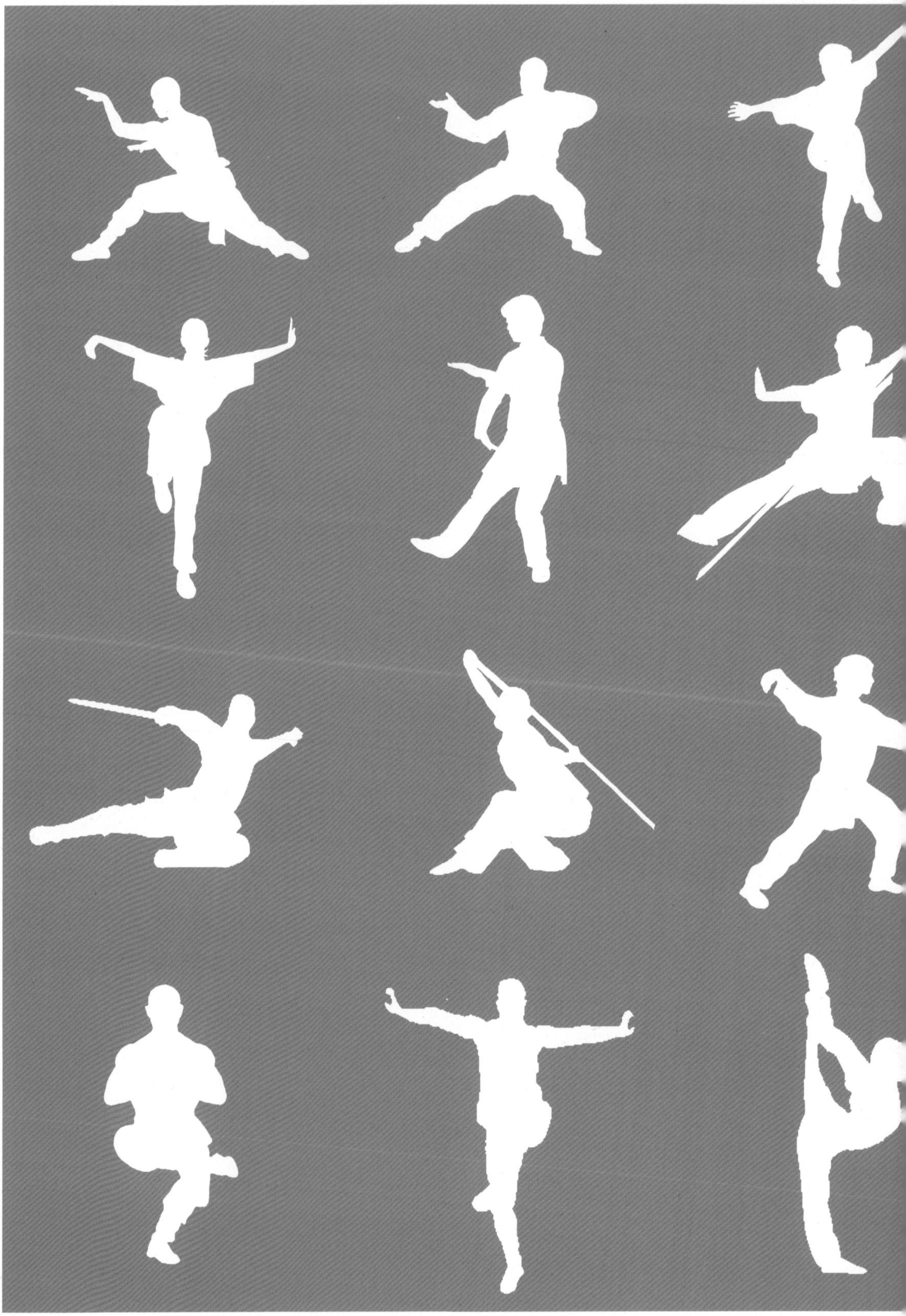

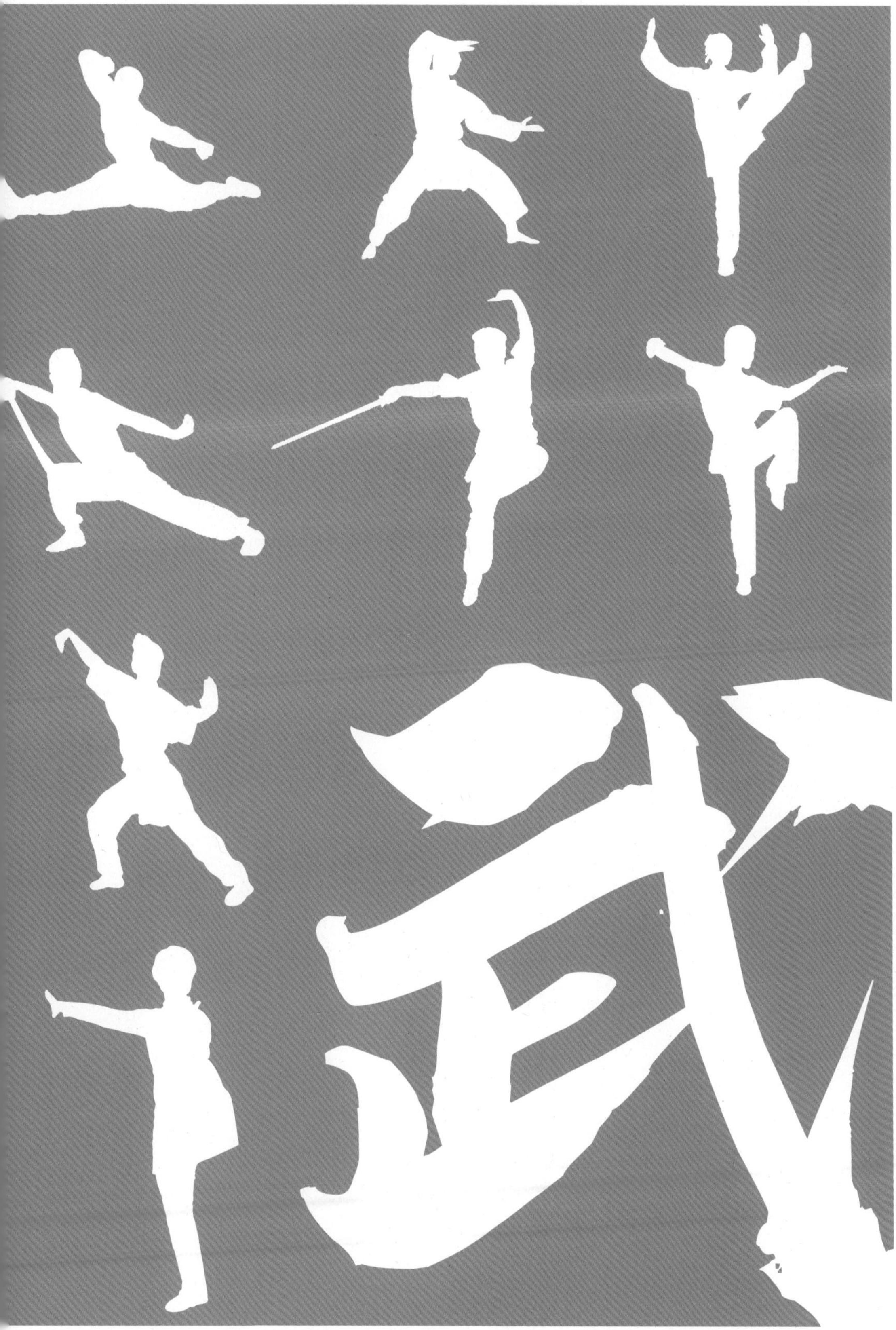
武